愛甲修子
AIKOU SHUKO

愛着障害は治りますか？

自分らしさの発達を促す

花風社

まえがき

完璧な脳を持って生まれてくる人もいなければ
完璧な家庭に生まれる人もいません。

それでも与えられた命なら
精一杯輝かせたい。
周囲も輝かせたい。

そのためにできることは
自分の抱える「愛着の不全感」に決着をつけ
自分らしさを発見し、磨き
苦しみの連鎖を断ち切ることです。

そのためにできることは何か
考えてみました。

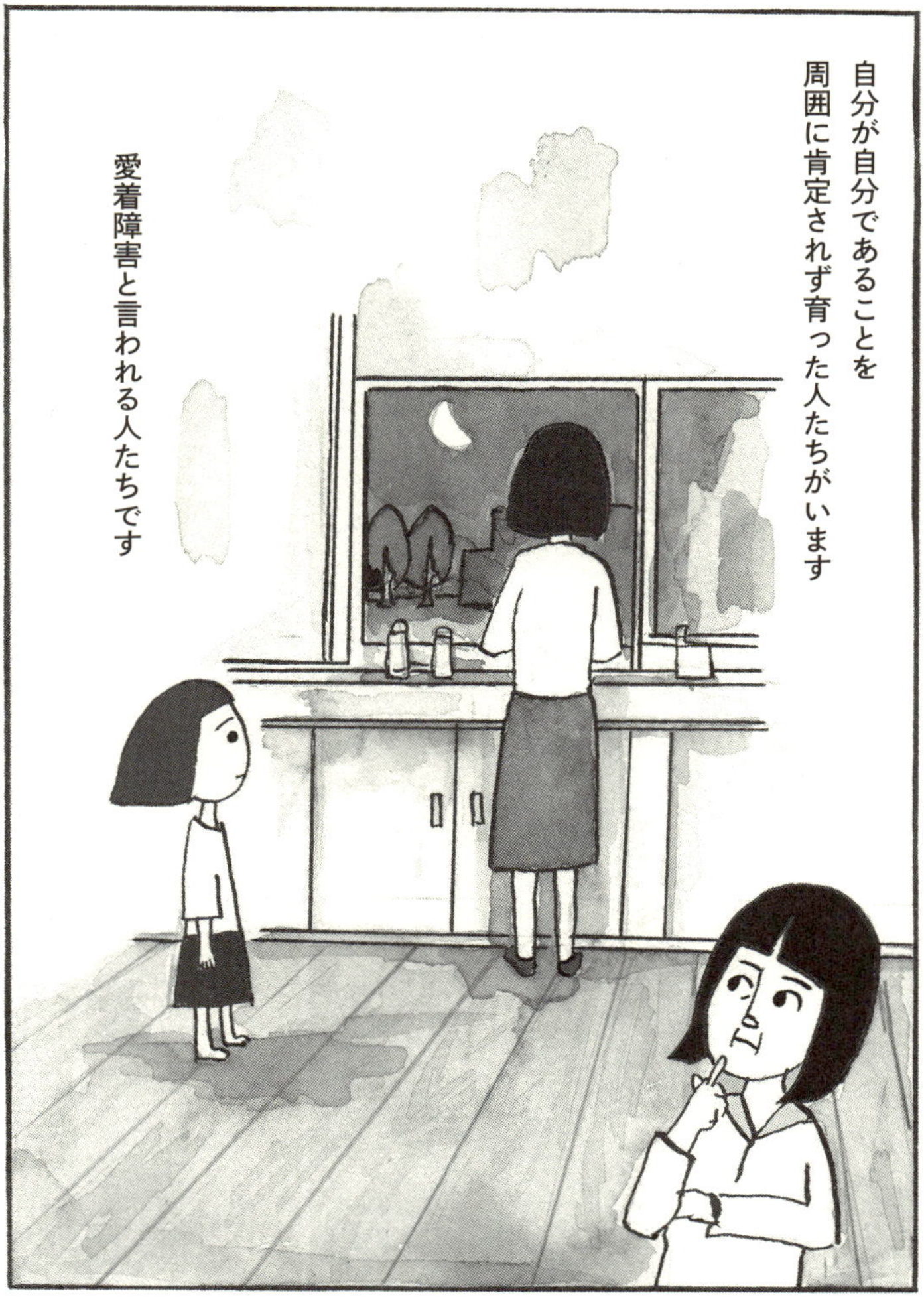
自分が自分であることを
周囲に肯定されず育った人たちがいます
愛着障害と言われる人たちです

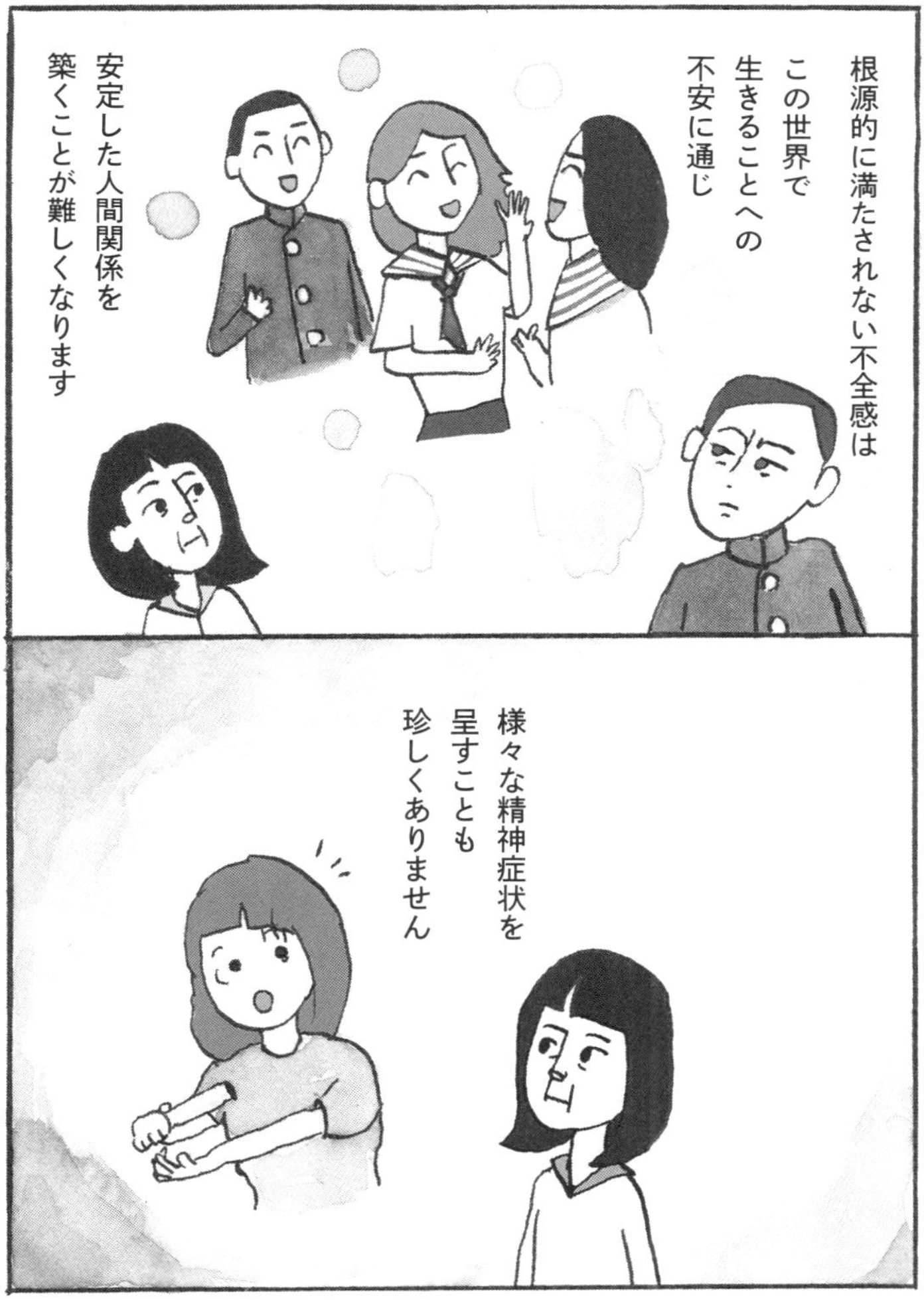
根源的に満たされない不全感は
この世界で
生きることへの
不安に通じ
安定した人間関係を
築くことが難しくなります
様々な精神症状を
呈すことも
珍しくありません

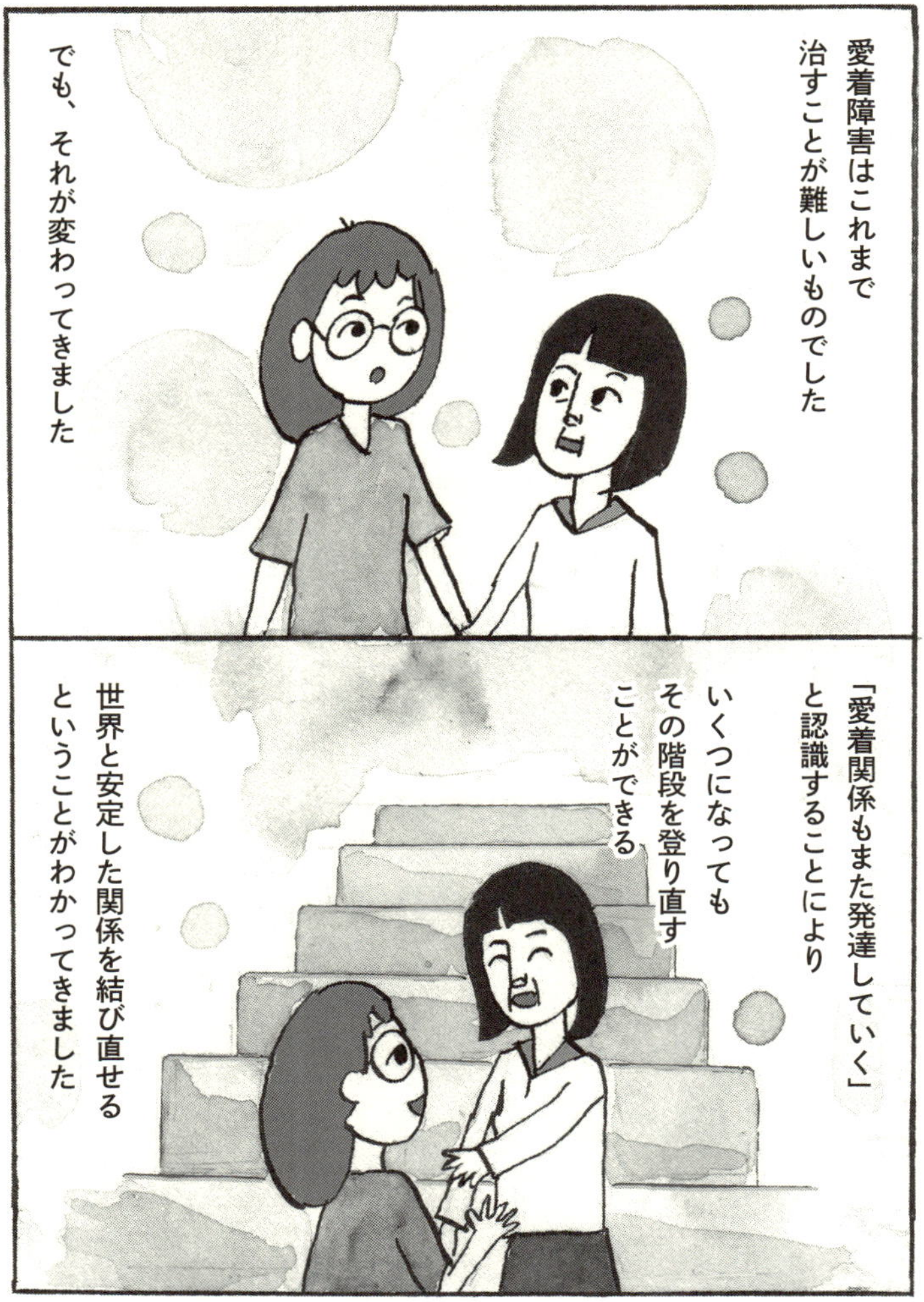
愛着障害はこれまで
治すことが難しいものでした
でも、それが変わってきました
「愛着関係もまた発達していく」
と認識することにより
いくつになっても
その階段を登り直す
ことができる
世界と安定した関係を結び直せる
ということがわかってきました

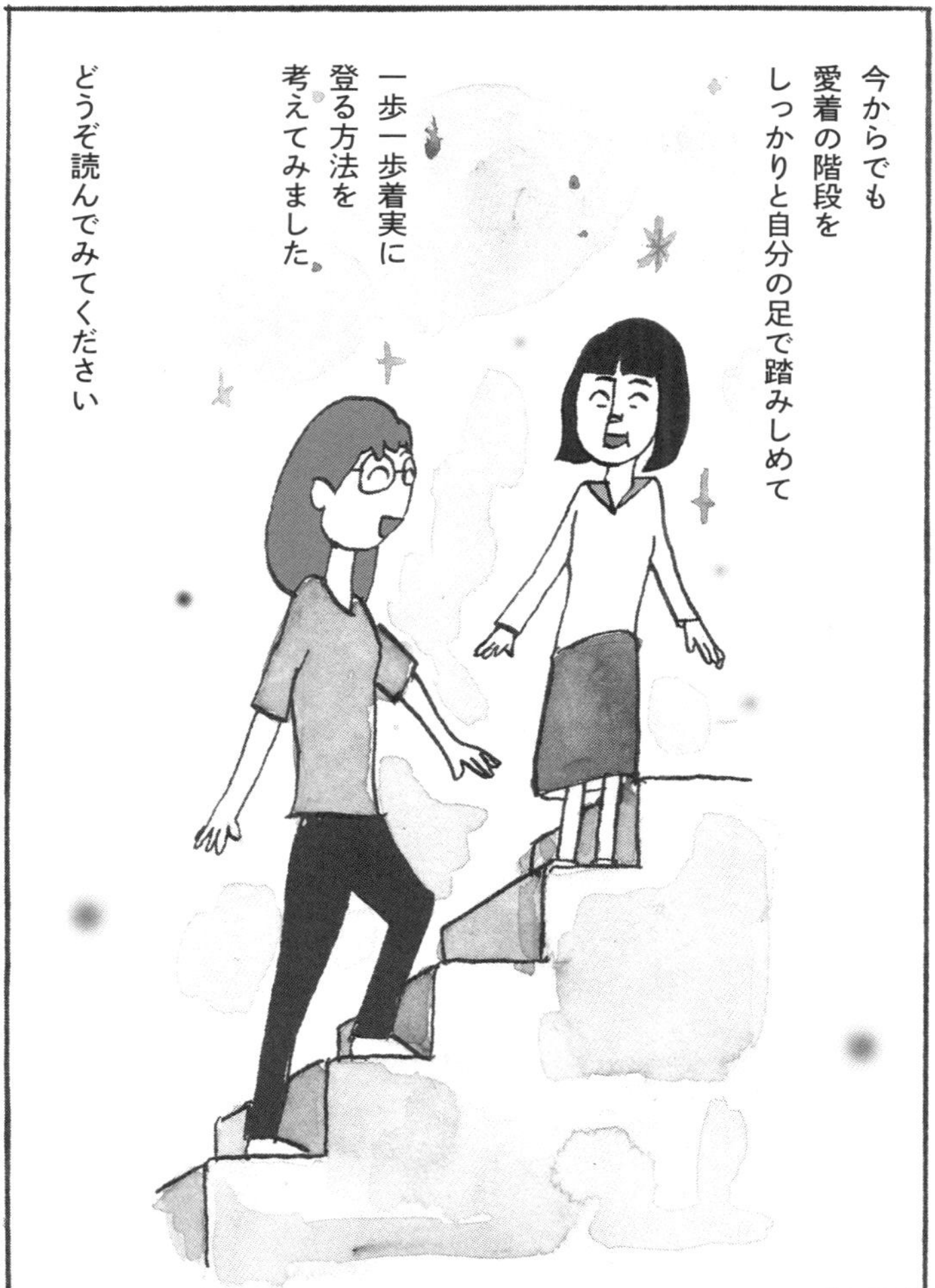
今からでも
愛着の階段を
しっかりと自分の足で踏みしめて
一歩一歩着実に
登る方法を
考えてみました
どうぞ読んでみてください

愛着障害は治りますか？　目次

まえがき　2

巻頭漫画　4

第一部　愛着障害を知る　11

愛着障害が治るようになってきた理由　12

「いつ背負った愛着障害か」のアセスメントが「治る」につながる　14

愛着障害を治すと、様々な生きづらさがなくなっていく　16

愛着障害はどうとらえられてきたか　18

愛着障害は、誰のせいでもない　21

愛着障害が示す「症状」　24

根っこに愛着の問題があるかもしれない諸症状・年齢別にどう現れるか　29

乳幼児期の場合／学童期の場合／青年期・成人期の場合

愛着障害は、二次障害ととらえないほうがいい　42

第二部　愛着関係を育て直す　47

胎児期の愛着障害の発見　50
愛着関係の発達ピラミッド　51
愛着関係の発達を保障する　54
愛着関係の発達段階をたどり直す　61
愛甲メモ〔よくなった例〕①登校渋り／②家庭内暴力／③自傷行為
愛着障害をわかってもらうことの難しさ　76
愛着障害と「ありえない恐怖感」　78
「言葉以前」のアプローチが効果的　84
胎児性の不安を取るためのアプローチを考案してみる　88
胎内環境　95
遊びによる発達のピラミッド　96
遊戯療法の成否を決めるもの　103
「言葉」によるアプローチの必要性　109

第三部　愛着障害に手遅れはない　111

大人の愛着障害を治してほしいわけ　112
愛着障害と発達障害の区別　113

「胎児性の愛着障害」という考え方がシンプルな乗り越え方に導く　115
「思春期のもがき」は自己治療である　119
対象に支配されなくなると治療は完成する　121
どのような治療法があるか　124
愛着障害を治すための芋づるの端っこ　①～⑮　131
現代ではなぜ愛着障害が問題となるのか？　185

第四部　なぜ愛着障害を治すべきか――これからの時代を生きるために　187

「愛着障害が当たり前だった時代」の終わり　188
授かりもの　197

あとがき　200

こういう本を読んできました　203

第一部

愛着障害を知る

愛着障害が治るようになってきた理由

浅見　愛甲さん、突然、『愛着障害は治りますか？』という本を作りたくなった私の思いつきにおつきあいいただきありがとうございます。

愛甲　いえいえ、愛着障害は、一般の人にとっても、発達障害の人やそのご家族にとっても大事な問題だと思います。そして最近、つくづく「愛着障害が治る時代になってきたなあ」と思っていたので、良いタイミングで企画を立てていただいたと思います。

そうですよね！　愛着障害が治る時代になってきましたよね。といっても、愛甲さんが愛着障害の方の手助けをなさってきたのは、別に最近に限らないだろうなあ、とは思いますが。

はい。自分でもさまざまなケースに対応してきました。そして神田橋條治先生、村瀬嘉代子先生、杉山登志郎先生を初めとする優れた先人からも学ばせていただいてきました。学んだことを自分の目の前にいる人のために活かすよう努めてきました。

けれどもここに来て、生きづらさを抱えている人たちが自分の内なる愛着障害に気づき、それをセルフケアで治していく時代がきましたね。

一挙に理解が進んだ理由のひとつは、この二冊の本がほぼ同時に出たことです。これで、今まで断片的だった知見がつながりました。

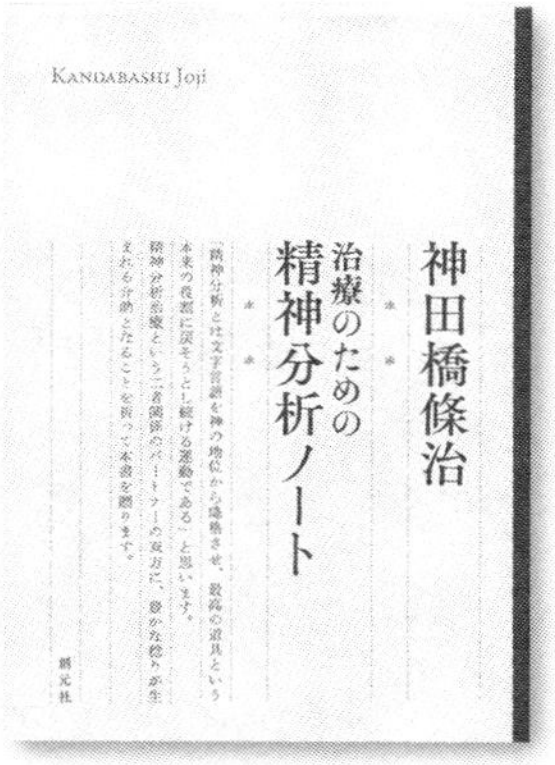

『治療のための精神分析ノート』
神田橋條治＝著／創元社

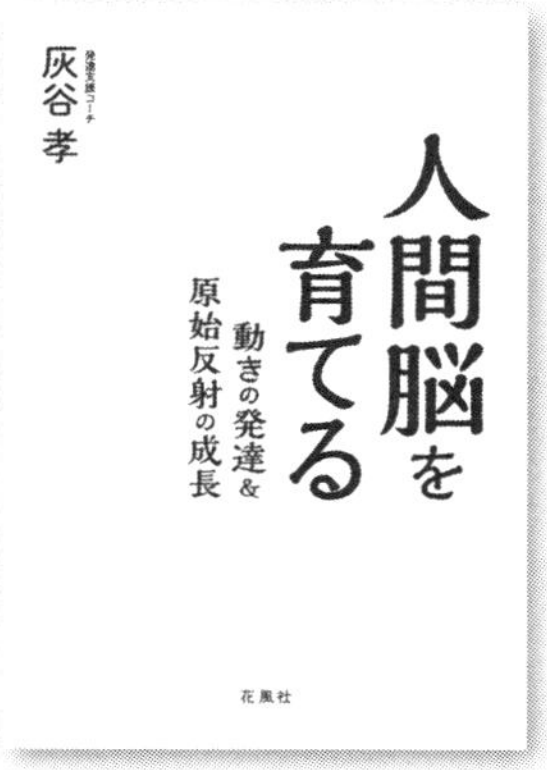

『人間脳を育てる―動きの発達＆原始反射の成長』
灰谷孝＝著／花風社

この二冊でこれまでの気づきが統合されたことが、私たち治療者のみならず、ご本人たちへの大きな手がかりになりますね。

「いつ背負った愛着障害か」のアセスメントが「治る」につながる

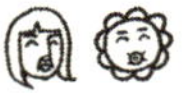

この二冊の本がくれる大きな手がかりとはなんでしょうか？

そうですね。なんといっても

・愛着障害をいつ背負ったか

に注目することの重要性を示してくれたことだと思います。

それだけではありません。医療に頼らず、自分で愛着障害を治せる具体的な方法が手に入りました。

愛着障害に対する身体アプローチが有効なこと、それは自分でもできるものであること、そして、なぜその方法で愛着の問題が解決していくか、それが理解できるようになりました。

今までも治った人はいたのだけれど、「なぜこのやり方で治ったか」がはっきり言語化できませんでした。けれども今、それが言語化できるようになりました。言語化できたので、再現できるようになりました。その成果を、この本ではお伝えして愛着の問題を解決し幸せになる方を増やしたいと思います。

よろしくお願いいたします！

☆愛着障害は治るものになってきた。
☆それは「いつ背負った愛着障害か」で治療法が違うことがわかってきたから。
☆そしてその具体的な方法がわかってきたから。

愛着障害を治すと、様々な生きづらさがなくなっていく

そして愛着障害の治療の道筋が見えてくると、広義の人格障害を含む様々な人への手当てが「実はとてもシンプルなものだった」と気づかされます。

もちろん発達障害の人に関しても同じです。愛着障害が治ることによって、発達障害に関する生きづらさは消えていきます。

「治しやすいところから治す」のは、発達障害へのケアの原則ですが、愛着障害をまず治すことがよりよい人生への手がかりとなる人もたくさんいるでしょう。愛着障害を治すところから始めた方が速く生きやすさを獲得できる人は多いでしょう。

そうみたいなのですね。発達障害の人は、多かれ少なかれ愛着の問題を抱えていますが、そちらを解決すると「発達障害の一次障害が治っていく」人が本当に多くてびっくりしているのです。

つまり、私がこれまで考えていたより、愛着の問題って範囲が広いということなんだと

考えています。

私同様、心理学や精神医療の専門家じゃない人は、なんとなく愛着障害を狭くとらえてきたかもしれません。そこに実像以上の禍々しさを加えてイメージしてきたかもしれません。

私はこれまで、愛着障害を虐待・被虐待と関連づけて考えてきました。だから、限られた人たちの問題だと勘違いしていました。でも愛着の問題は実はかなり多くの人に影響していますね。おそらく発達の問題と同じように。

完璧な家庭に生まれる人もいなければ、完璧な脳を持って生まれる人もいません。だから自分の愛着のパターンを知ることは、生きやすさにつながっていくのでしょうね。

☆愛着障害は、虐待・被虐待からだけではなく、様々な愛着不全のパターンが原因となって生じる。
☆その問題を解決していくと、生きやすさにつながっていく。

愛着障害はどうとらえられてきたか

そもそも愛着障害はどういうものなのか、まずは専門的見地からの説明をお願いできますか。

はい。専門家の間では、愛着障害とは「基本的信頼の欠如」「基底欠損」などの術語で語られてきました。

愛着理論を提唱したボウルビーは、愛着形成の発達段階について

①　愛着形成の準備段階（〇～二、三か月頃）
②　愛着形成の段階（二、三か月～六か月頃）
③　他者を識別する愛着形成の段階（六か月～二歳頃）

の三つの段階に分けて考えています。

また、エリクソンは、基本的信頼関係を築くことが乳児期の発達課題だとしました。母親への信頼が核となって、身近な人への信頼、仲間への信頼、人間への信頼へと、信頼は大きく広がっていき、そうやって信頼が大きく広がっていくことによって、愛すること、他者の内に自己を見出すことができるようになって、精神的に安定した大人になることができると唱えました。

赤ちゃんがおなかがすいた、おむつが濡れた、と泣くと世話をしてもらえるという経験が養育者への信頼につながり、それがひいては社会への信頼につながるということですね。これは、よく言われますね。

はい。そして健康な心身の発達を促進するための「愛着形成」は、血縁上の母親や幼児期の養親によらないものでもよいのです。

人生のどこかの時点で情緒的な絆の強さや確かな信頼感を感じられる「特定の他者」が見つかれば、精神的な安定や人生の充足感を得ることができるというのも事実なのです。

たとえば、愛情に恵まれない家庭に育っても、結婚して築いた家庭で安定を得る方は多いですよね。

はい。性格形成や認知傾向の一部は確かに乳幼児期に決まる部分が多いのですが、乳幼児期の愛着の欠如やトラウマ的な体験によってその後の人生の大部分が決定されるというわけではありません。

大人になっても愛着関係を築く能力は発達する、ということですね。

はい。発達障害の人が発達するように、大人になった愛着障害の人が愛着の土台を築いていくのは可能です。適切なやり方は人によって違うかもしれません。でもその方法が手に入るようになってきたので、今は愛着障害が治る時代になったのだなあと考えています。

☆基本的な生理的欲求に養育者が応えることが愛着の土台であるということで、専門家の意見は一致している。

☆ただし養育者は肉親でなくてもよく、欠けがあったとしても、取り戻すことができる。

☆大人になっても愛着関係を築く能力は発達していく。

愛着障害は、誰のせいでもない

「大人になっても愛着の問題は解決できる」と専門家が我々一般人に伝えるのは大事なことだと思います。

「乳幼児期が大事」ということが今まで強調されてきましたが、そしてそれは真実なのでしょうが、そのために「愛着障害」から人の目を背けさせてしまった面があると思います。

どういうことですか？

たとえば発達障害の療育の中で、どうしてもその子から生きづらさが消えないとき、自分の子どもに愛着の問題がある、という事実が親として受け入れにくいのは理解できますよね。基本的な生理的欲求は満たし、子どもの発達特性に気づき、療育にまで注力している親御さんがまさか、自分の子に愛着の問題があるとは思えないし認めにくいのではないでしょうか。

たしかにそうですね。

もちろんネグレクトや虐待の事例も世の中にはあるのを否定する気持ちはないのですが、多くのお母さんは寝不足に悩みながら子どもの生理的欲求を満たすことに努力しているでしょう？　そうやって育てた子どもが愛着の問題を見せても「虐待はしていない」と精一杯主張したくなるのではないでしょうか。

　また大人になっても、自分が親に愛されてこなかったことを自覚し、それに苦しんでいて、この問題を解決した方がいいと気づいている人はたくさんいるわけです。けれどもその方たちにしたところで、その多くは生き延びる程度には食料だって与えられているし、おむつも替えてもらったはずなんですね。

そうなのですよね。これまで愛着障害は、虐待・被虐待との関連で語られてきました。愛着障害の要因とされる「基本的信頼の欠如」にしても、これまでは赤ちゃんが生まれた後の抱えられ体験の毀損にのみ焦点が当てられてきました。

　実際に私も、両親からひどい虐待を受けて育ってきた六歳の子どもを保護し、食事と睡眠が保障された安全な環境下で遊戯療法を継続した結果、一か月で多様な症状すべてが消えたという経験をしたことがあります。

　けれども実際の臨床の現場では、親に愛されていても愛着障害のような症状を呈している人たちはいます。発達障害の人も、例外ではありません。

そうなのですよね。むしろ、愛着の問題を解決できなくて生きづらい人の多くが、最低限の生理的な欲求にはいちおう応えてもらってきたという経験をしていると思うのです。だからこそ、生き延びてきたのですから。それでも、愛着の問題を解決しなければ消せない生きづらさを持っている。

その結果、とにかく前世代、すなわち親に原因を求めることで自分の苦しさに落とし前をつける動きも自助活動も含めさかんです。それが私はなんだか、う〜ん、なんと表現していいかわかりませんが、効果的な方法に思えなかったんですね。「親」に原因を求めて慰めあう自助活動みたいなものに実は、好感が持てなかったんですね。だから愛着障害の問題には触れないようにしてきました。

実は愛着障害は「誰のせいでもない」のです。親のせいではないのです。そして治っていくものなのです。

それはいいですね。愛着障害は「誰のせいでもない」。そして「治っていくもの」。

はい、そうなのです。

「誰かのせい」だと思っているかどうかで、選ぶ解決策が違ってくると思います。

実は「誰かのせいにする」というのも愛着障害を持っている人の特徴です。それは追々説明していきましょう。とにかく「誰のせいでもない」ということを知ると、自分で愛着の問題を解消していくことができます。その手段が手に入る時代になったということです。

☆愛着障害は、誰のせいでもない。
☆そして治っていくもの。

愛着障害が示す「症状」

ここまででわかったのは

・愛着障害は治るものになってきた。
・愛着障害は誰のせいでもない。
・愛着障害の範囲は実は広い。

ということですね。そして愛着障害が「誰かのせい」だと感じていることそのものが愛着障害の症状だということですね。

　なんとなく「生きづらさ」を感じている人、不全感がある人の間で、愛着の問題というのはよくあるものである。そしてそれは実は誰のせいでもないし、治るものである、と。

 愛着障害の広がりを理解していただくためには、愛着障害が根底にある「症状」にどのようなものがあるかご説明するのがいいかもしれません。

 「症状」とはなんですか?

 精神症状全般のことです。大きく二つに分けられます。

■自己完結型症状

抑うつ症状、不安障害、適応障害、神経症、選択性緘黙、依存症、摂食障害、解離、リストカットなど

■行動化

家庭内暴力、ＤＶ、反社会的行為など

その他多くの症状の根っこに、愛着の問題が隠れていることがあります。

今挙げていただいた症状は、すべてメンタルの問題を語るときよく出てくるものですが、その根っこに愛着の問題が潜んでいることも多いのですね。これまでは問題の根っこに発達障害が隠れているのではという仮説がありましたが、同じような意味合いですね。

はい。愛着障害が根っこにある場合も、発達障害が根っこにある場合も、その両方が影響している場合もあるでしょう。

そうしてこうした表面に出ている症状を「問題行動」ととらえる人が多いですね。

でも実は、症状というものは、脳（身体＋心）がラクになろうとするうえでの、やむに

やまれぬ自己治療反応なのです。

自己治療反応？

はい。前出の『治療のための精神分析ノート』で、愛着障害を持っている人の体感がこう記述されています。

「虚しく寒々とした、身の置きどころのない、見捨てられの雰囲気や気分に振り回されている体感」

（同書　73ページより）

ああ、なるほど。言語化はできないけど、なんとなく寒々とした不全感がある人に、様々な症状が出る。そしてそれが時として問題行動ととらえられるかたちをとることもある。その自己治療である症状に、本人や周囲の人が振り回されるのですね。

そうなのです。ここで、「根っこに愛着の問題があるかもしれない症状」について、年齢別にまとめてみましょう。マーラーの愛着形成の発達モデルを指標に、「どの時期の課題をやり残しているとどういう症状が出るか」を付記しておきますね。

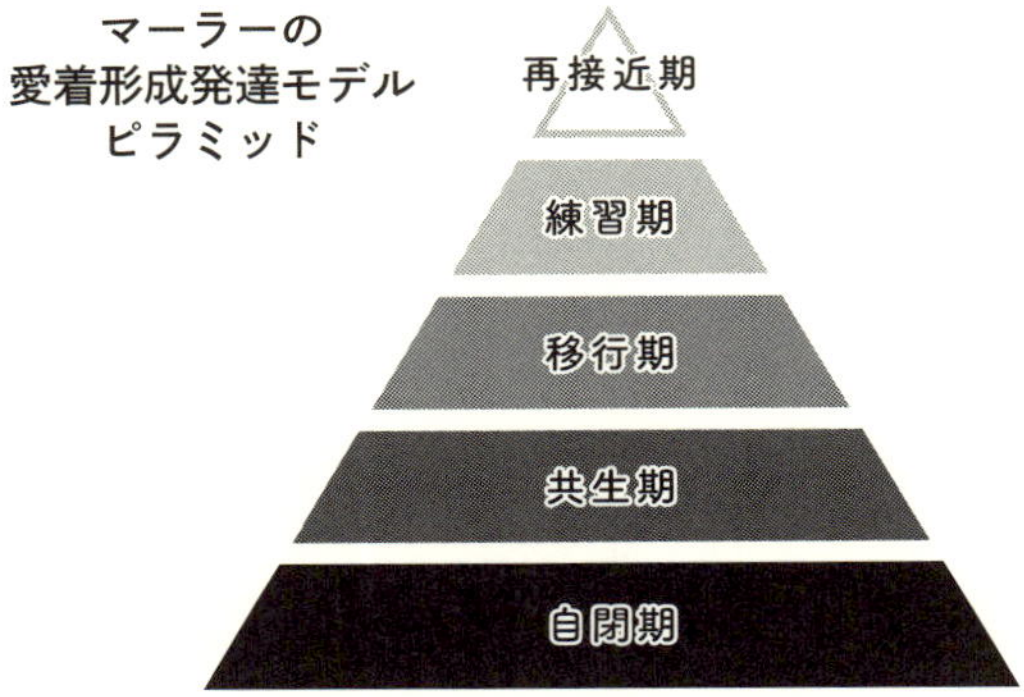

【自閉期】
生後間もない赤ちゃんは、自分の心と身体、自分と母親との区別がまだつかない。

【共生期】
母と子がくっつきあう時期で、このとき、母親と一心同体という融合体験をもてるか否かが、その後の自我の発達の基盤となる。

【移行期】
母親との融合関係が満たされると、母親からの分離が起こり始める。この時期の子どもは、母親の顔や衣服の端をまさぐったり、自分の指をしゃぶったり、シーツを手探りしたりしている。この移行対象にふれながら、母親と自分が一体でなく分離したもので、自分とは別のものであることを認識していく。

【練習期】
「いない・いないバー」は、母親との別れの練習ともいえる。急に大切なものがなくなった！ いや、やっぱりいた！ という体験は、母親はいなくても現れるのだという安心感につながる。八か月頃から人見知りが始まるが、これは自分と対象とが分化して、見知ったものには安心感、見知らないものには不安を感じるわけで、自我発達にとっては大切な経験である。

【再接近期】
子どもは急に母親にまとわりつくようになる。
① 養育者から離れて自分独自の行動がより自由になる。
② 動けることによって視界、つまり外界の見え方が一変し、子どもは母親の膝を基地にして、出かけては戻ることを繰り返して、次第に行動半径を広げていく。また、子どもは母親と身体接触ばかりでなく、言葉によって甘えることが増えてくる。

根っこに愛着の問題があるかもしれない諸症状・年齢別にどう現れるか

乳幼児期の場合

①抱っこを嫌がる【自閉期】

▼母子の一体感の獲得不全。

赤ちゃんが養育者に抱っこされることは、赤ちゃんの生命そのものが包まれ保護されることを意味し、抱っこされて養育者から保護された感覚記憶（匂い、味、ふわふわ感、温かさ、安心感、等々）は、不安や危険からの防波堤となる。

ハーローは、産まれて間もない空腹のアカゲザルに、「授乳可能な針金製の母（肌触りが悪いが食欲を満たせる）」と「授乳不可能な布製母（肌触りが良いが食欲は満たせない）」を提示したが、すべての赤ちゃんザルは温かい肌触りを得られる布製母のほうを選ぶという実験結果が得られた。ハーローの実験によって、「母親への愛情」の第一の要因が食欲を満たす（飢えの改善）という「生理的欲求の充足」ではなくて、温かく柔らかな「身体接触（スキンシップ）」であることがわかり、古典的な二次的動因説（母親への愛情を二次的欲求とする仮説）は否定されることになった。

また、スピッツが実施したホスピタリズム（編注：施設病）の比較実験によってわかったのは、「医学的設備・栄養管理状態・養育施設の快適性」がいくら確保されていても「母性的養育の極端な欠如」があると、免疫力の低下による死亡率上昇や精神疾患・発達障害・情緒障害、身体の発育障害の問題が起こってきやすいということである。ホスピタリズムの観点からも、母性的養育への欲求は健康な安定した心身の発達のために必要な「生得的欲求」であると考えることができる。

②視線が合わない【共生期】

▼親と融合した自己の獲得不全。

生後二～三か月頃までの赤ちゃんは、養育者と融合することで自己を獲得していく。養育者と視線が合わないと融合体験ができない。

③人見知りがない【移行期】

▼安心できる対象が特定できない。

赤ちゃんは養育者との間で愛着の絆ができると、見知らぬ人と養育者とを区別するようになり、養育者以外の見知らぬ人に不安を覚え、養育者に安心を覚えるようになる。

④ 指さしをしない【練習期】

▼共感対象の獲得不全。

自閉圏の子は指さしをしないことが知られている。どうして指さしをしないのかと言うと、養育者と自分の身体の区別がまだできていないので、己の指が他者に何かを指し示す道具になりえないのである。

⑤ 早すぎる自立【再接近期】

▼安全基地の獲得不全。

意味もなく泣いてばかりいる赤ちゃんや、ほとんど泣かない赤ちゃんなど、養育者に助けを求めず、自己主張しない赤ちゃんは、早期から自立しているとも言える。養育者にしっかりと甘えて養育者との間に共感関係を育んでいくことが愛着形成には不可欠である。

愛甲さん、これを見ると、やはり発達障害のお子さんは人生の初めから愛着関係の築きにくいのがよくわかりますね。そしてそれはたしかに、誰のせいでもない。

そうなのです。感覚の偏りがある発達障害の赤ちゃんは、そもそも親子の関係性が築きにくいです。それが大きくなってからの生きづらさにつながりますね。

では次は学童期に見られる諸症状についてご説明しましょう。

学童期の場合

① 母子分離不安

小学校入学後、ようやく養育者との間の愛着形成段階を迎える子どもがいる。愛着対象である養育者の姿が見えないと不安になって登校渋りが始まるが、低学年の子どもの登校渋りについては周囲の理解が得づらい。子ども主体に母子分離不安が解消されることが大切であり、そうでない場合は登校渋りが一見解消したように見えても、思春期以降、再び不登校になることが多い。

②過度に良い子でいようとする

愛着形成不全があると、子どもは養育者から見捨てられてしまうのではないかといった不安を持ちやすい。そのため、「ノー」が言えず、養育者の前では過度に良い子でいようとする傾向がある。

③万引きや暴力などの反社会的行動

万引きは「愛情を盗む行為」とも言われていて、母親代わりの愛着対象を求める衝動性とも言い換えることができる。愛着対象がしっかりと子どもの中に内在化され、己を律することができるようになると、反社会的行動は消失する。

④自分で選んで決められない（主体性の欠如）

子どもが自己主張し、それが養育者から共感を持って受け入れられると、自分で選んで決める力が育っていく。発達障害や愛着障害の子どもは、自分で選んで決める力が弱い。子ども側の過敏体質が原因で、愛着形成不全から自他が未分化のままなので、自分の気持ちがわからず自己主張ができないからである。養育者が共感的であっても、子ども側に共感力が育たないと、子どもの主体性の育ちは遅れる。

⑤こだわりが強い

赤ちゃんは養育者にこだわらないと生きてはいけない。赤ちゃんは己の生命を維持するために養育者にこだわる必要があるからだ。こだわりが強い子どもは、養育者代わりの愛着対象にこだわっており、それが場所であったり時間であったりする場合もある。そのこだわりが子どもの精神を安定させるうえで役立っている。

⑥ お友だちが作れない

養育者との間に愛着形成ができていないと、友だちとどう関わったらよいかわからない。それは愛着形成不全があると、家族関係や友だち関係まで愛着関係発達段階が進んでいないからである。無理やり友だちを作らせようとするよりも、ひとりでいられる勇気を育てるほうが大切である。

このあたりの問題は、大人になっても残存している人が多いのではないでしょうか。むしろ、今回愛着障害の問題がかなりたくさんの人に影響しているのではないかと気づくきっかけになったのは、「過度に良い子でいようとする」とか「自分では決められない」とか、そういう現象も愛着の問題なんだなあとわかってきたからです。そして大人になっても、中年期になっても、それで苦しんでいる人が意外と多いんですね。

そうですね。「過度に良い子でいようとする」のは苦しいことですが、それも見捨てられ不安から生じています。激しい症状が伴わなくても、生きづらさを伴います。

そして、愛着形成をやり残したことで、青年期・成人期にはかなり激しい症状が出る人もいます。次の通りです。

青年期・成人期の場合

①ＤＶの被害者・加害者

ＤＶ加害者は、パートナーを愛着対象（養育者）ととらえることから、衝動的甘えが出現しやすく、ＤＶ被害者もパートナーを愛着対象（赤ちゃん）と捉えることから理不尽な要求をされてもパートナーから離れることが難しい。お互い人権を認め合う関係ではなく、自分の甘えを満たすための道具となっている。

②ストーカー

ストーカー加害者は、愛着対象である相手と常に一緒にいたいと望む。相手が自分に好意を持っていようといまいと関係ない。乳幼児が母親の後追いをするのと同じく、相手はあくまでも自己中心的欲求を満たすための道具である。乳幼児は養育者が見えなくなると不安になって執拗に後追いをするが、ストーカー加害者も同様である。相手が自分の思い通りになっている間はよいが、相手が自分の思い通りにならないと幼児がおもちゃを投げつけるように相手に危害を加える。

③暴言・暴力

暴言や暴力は相手の人権をふみにじる行為である。二歳児は無邪気でかわいらしいが、もし彼らが大きくなっても二歳児のままだとしたら、その暴力はすさまじいものになるであろう。己の暴言や暴力が止められない人は、発達途上に何かしらのトラウマがあることが多く、感情に飲み込まれやすく、衝動性をコントロールする力が十分育っていない。

④リストカット等自傷行為

愛着形成不全があると、養育者に甘えたいのに甘えられなかった寂しさや怒りが心の深部に溜まっている。寂しさや怒りは、身体的な痛みによって一瞬は忘れることができるが、再び己を苛むようになる。そのためリストカットは常習化しやすい。

⑤人格障害

大きくなった幼児、それが人格障害である。自閉症スペクトラムの成人の多くに人格障害があることが知られているが（『もっと笑顔が見たいから』岩永竜一郎＝著／花風社　120ページ参照）、発達障害の治療と人格障害の治療には多くの共通点がある。

※参考

DSM-5では、十のパーソナリティ障害が、A群（奇妙で風変わりな特徴を主体）、B群（ドラマティック、情動的および不安定な特徴を主体）、およびC群（不安および恐怖な特徴を主体）の三群に大別されている。

［A群］妄想性人格障害（paranoid personality disorder）、スキゾイド人格障害（schizoid personality disorder）、統合失調型人格障害（schizotypal personality disorder）

［B群］自己愛性人格障害（narcissistic personality disorder）、境界性人格障害（borderline personality disorder）、演技性人格障害（histrionic personality disorder）、反社会性人格障害（anti-social personality disorder）

［C群］回避性人格障害（avoidant personality disorder）、強迫性人格障害（obsessive-compulsive personality disorder）、依存性人格障害（dependent personality disorder）

人格障害は、［A］その人の属する文化から期待されるものより著しく隔たった、内的体験および行動の持続的様式。この様式は次の領域の二つ（またはそれ以上）の領域に現れる。①認知（すなわち、自己、他者および出来事を知覚し解釈する仕方）、②感情性（すなわち、情動反応の範囲、強さ、不安定性、および適切さ）、③対人関係機能、④衝動の制御、［B］その持続的様式は柔軟性がなく、個人的および社会的状況の幅広い範囲に広がっている。［C］その持続的様式が、臨床的に意味のある苦痛、または社会的、職業的、またはほかの重要な領域における機能の障害を引き起こしている。［D］その様式は安定し、長期間続いており、その始まりは少なくとも青年期または成人期早期にまでさかのぼることができる。［E］その持続的様式は、ほかの精神疾患の表れ、またはその結果ではうまく説明されない。［F］その持続的様式は、物質（例：乱用薬物、医薬品）または他の医学的疾患（例：頭部外傷）の直接的な生理学的作用によるものではない。

（『DSM-5 精神疾患の分類と診断の手引き』医学書院より）

⑥ペットの多頭飼い

イルカ療法や乗馬療法で知られるように、動物には多様な力がある。ペットの世話は大変ではあるが、ペットには寂しさや哀しみや怒りを和らげてくれて、自然治癒力を高めてくれる癒しの力がある。ペットの多頭飼いの効果として、飼い主の愛着障害を改善することがあげられる。

⑦依存症（嗜癖行動）

アルコール依存、ゲーム依存、買い物依存、携帯依存など、社会生活に支障が出ることはわかっていてもやめられないのが依存症である。乳幼児が養育者にこだわらないと生きていけないように、愛着対象（アルコール、ゲーム、携帯など）にこだわらないと生きていけない症状が依存症とも言えよう。

⑧プレイボーイ、プレイガール

異性のハートをつかんで、相手の気持ちが自分に向けば関係を終わりにして、次の異性へと移っていくのがプレイボーイやプレイガールの特徴である。彼らが持続的に信頼関係を築いていくことが苦手な理由として、愛着形成不全が原因で基本的信頼関係が脆弱なことがあげられる。一方通行の自分勝手な関係性は築けても、双方向のお互いを尊重し合う関係発達までには至っていない。

⑨ 児童虐待

児童虐待すなわちchild abuse（子どもを不適切に濫用する）加害者の多くは養育者である。養育者自身に愛着障害があると、無意識に子どもを自分の思い通りに扱う傾向がある。子どもが親の思い通りになっている間はよいが、親の思い通りにならないと、躾と称して、ご飯を抜いたり、叩いたり、「お前なんか産まなければよかった」などと言ったりして、子どもの心身に重篤なダメージを与える。子どもに複雑性ＰＴＳＤが生じることが多いのは生活世界から安心・安全が剥奪されることによる。

このあたりになると、はっきりと社会生活の中で顕在化する症状となりますね。逆に言うと、「これはなんとかして手を打たなければ」という必要性が社会にとってわかりやすい。

そうですね。

でもたとえば、ペットの多頭飼いなんて、別に悪いことじゃないですよね。ＳＮＳとかで多頭飼いしている人のアップしてくれる写真とか、なごみます。犬猫ちゃんたちも友だちがいて楽しそうです。

そうなのです。悪いことではないのです。ただ、無意識に自己治療をしているということなのです。そしてそういう自己治療にたどりついた人たちは、愛着の問題がある分、ケアする能力に恵まれているかもしれません。発達障害同様、愛着障害も、活かすことができると言えるかもしれません。それは追々お話ししていきましょうね。

愛着障害は、二次障害ととらえないほうがいい

こうやって愛着関係が「段階を追って発達していくもの」だと教えていただくと、虐待・被虐待の体験と愛着障害をある程度切り離して考えられると思います。つまり、明確な虐待・被虐待がなくても愛着の問題は生じる。そこから症状も発生する。

こうした「症状」は二次障害ととらえて間違いないと思います。けれども愛着障害自体は、二次障害ととらえないほうがいいですね。愛着障害は、人としての土台にある問題ですから。

なるほど！　そして愛着障害とは、「愛着関係の発達の遅れ」に過ぎないのですね。これまではそれが知られてこなかったと思います。あいまいにとらえられてきたと思います。

でも「愛着障害は関係発達の遅れ」で、「愛着障害が誰のせいでもない」のなら、二次障害とはとらえなくてよいのですね。

「症状」の中には医療の対象であるものもあるかもしれません。けれども土台の部分は医療の対象ではないかもしれません。

『もっと笑顔が見たいから』の中で、発達障害の一つの症状としてパーソナリティの問題を採り上げられていました。あれは画期的だったと思います。これまでの専門家が避けてきた議論です。

パーソナリティの議論から支援者は普通逃げますね。ありていに言うと、「発達障害の人の中に周囲を困らせる人がいる」とはっきり言わない。そして逃げることによって、支援者が社会から期待されている役割から逃げている。まあこれは真剣に取り上げると腹が立ちすぎる話題なのでここではこのくらいにしておいて、治療の話を続けましょう。

まとめてみます。

・愛着障害は誰のせいでもない

とすると、そこにまつわる問題を解決するために、誰か（例：親）を悪者にしても意味はない。

・愛着障害は二次障害ではない

でも、「二次障害ではない」とすると、そもそも「治す」ことができるのか、それが医療の対象かどうかなのかも定かではないのではないでしょうか。このあたりどうなんでしょう。

浅見さんは発達障害の人が一次障害を治していく姿を見てきたと思います。

愛着障害にしろ発達障害にしろ治る時代になってきたと思います。先ほど「愛着障害があるから人をケアできる」と言いましたが、人を癒す仕事を全うするにはやはり、自分の問題を乗り越える必要があるのです。愛着障害を抱えたままでは、それなりの支援しかできないし、保護者に愛着障害がある場合にはそれが次世代に伝わってしまいます。だから私たち援助職にとって、自分の愛着障害を治しておくことは務めなんですね。

ただ、治すのは医療ではなく、本人かもしれませんね。だからこそモチベーションが大事なのです。

 発達障害も、自力で治す人たちはたくさん見てきました。でもだとすると、支援者は何もしないのですか？

 いえ、支援者にもできることはたくさんあります。そのための学びを私たちは続けてきたし、これからも続けようとしているのです。

ただ最近なぜ「愛着障害が治るようになってきた」と思えてきたかというと、

・本人が治す方法

と

・（たとえ専門家じゃなくても）周囲がどう助けられるか

が明らかになってきたからです。

ああ、それは知りたいですね。非専門家でも、愛着障害のある人を助けられる方法があるのならぜひ知りたいです。それは実は本人のためでもあり社会のためにもなると思います。愛着の問題を背負った人が減れば減るほど社会は生きやすくなると思うからです。

では次の部ではそれに触れましょう。

第二部

愛着関係を育て直す

愛着障害とは、従来、「基本的信頼の欠如」、「基底欠損」などの術語で触れられてきた、要するに「厄介な症例」の病理である。厄介の本体は対象関係の不安定であり、それがもたらす治療同盟の不安定であり、広義の境界例の病理である。

もっとも、境界例と診断される状態では愛着障害の起源が生後一歳以降にもあるし、その部分は、本質としてイメージ可能でありコトバでの治療が可能である。

しかし、本質としての愛着障害の起源は「胎児期」と「授乳期」の「不・安心体験」「準備緊張」の引きずりである。

『治療のための精神分析ノート』神田橋條治＝著　68〜69ページより抜粋

受胎五週目頃から胎児には恐怖麻痺反射というストレス対処方法が備わっている～そして胎児が成長を続け、胎児の触覚や前庭感覚、固有受容感覚、聴覚などさまざまな意識が育っていくのと同時に、恐怖麻痺反射を卒業していくんです。

『人間脳を育てる』灰谷孝＝著　105～106ページより抜粋

赤ちゃん期を過ぎても、赤ちゃんの生き残り機能を残してしまうことで、生きづらさが生じていることがある。それが発達障害の人々の状態像に重なる。

同　107ページより抜粋

胎児期の愛着障害の発見

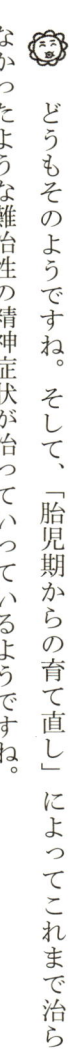

最近になって愛着障害が治るものになってきたのは、これまでばらばらだった気づきが統合されてきたからです。これまでも、愛着の問題を持つ子には「育て直し」が必要であるということは知られており、触法少年の更生の現場でも取り入れられて効果を見せていました。私自身も、臨床の現場で育て直しを実践してきました。そして、子どもたちが立ち直っていく姿を見ていました。

けれども「どこまでさかのぼって育て直すか」を考えるとき、「どうやら胎内から育て直しが必要な人がいる」ということがわかってきました。胎児性の愛着障害がある人たちや、原始反射の恐怖麻痺反射を残存している人たちです。

どうもそのようですね。そして、「胎児期からの育て直し」によってこれまで治らなかったような難治性の精神症状が治っていっているようですね。

はい。「胎児期の発見」というのは、重要な出来事だと思います。胎児期にも、人は人でした。そして、お母さんのおなかにいるときからすでに、世界とのかかわりは始まっていました。『治療のための精神分析ノート』の中では、胎児期由来の愛着障害があることが指摘されています。これまで精神科にかかってもどうしても苦しみが取れなかった人たちが、「胎児期の治療」を通じて治っていくようになりました。

愛着関係の発達ピラミッド

第一部ではマーラーの発達モデルをご紹介しましたが、マーラーが言及しているのも、生後まもなくの発達からです。でもどうやら、愛着関係を築く能力の発達は胎内から始まっているようです。

それなら、先人の知恵を借りつつも、愛甲さんに新たなピラミッドを描いていただきたいです。「愛着関係を築く能力は段階を追って発達していくものであること」「その土台には胎児期があること」を図解していただくと読者の理解の援助となると思います。

愛着関係の発達ピラミッド

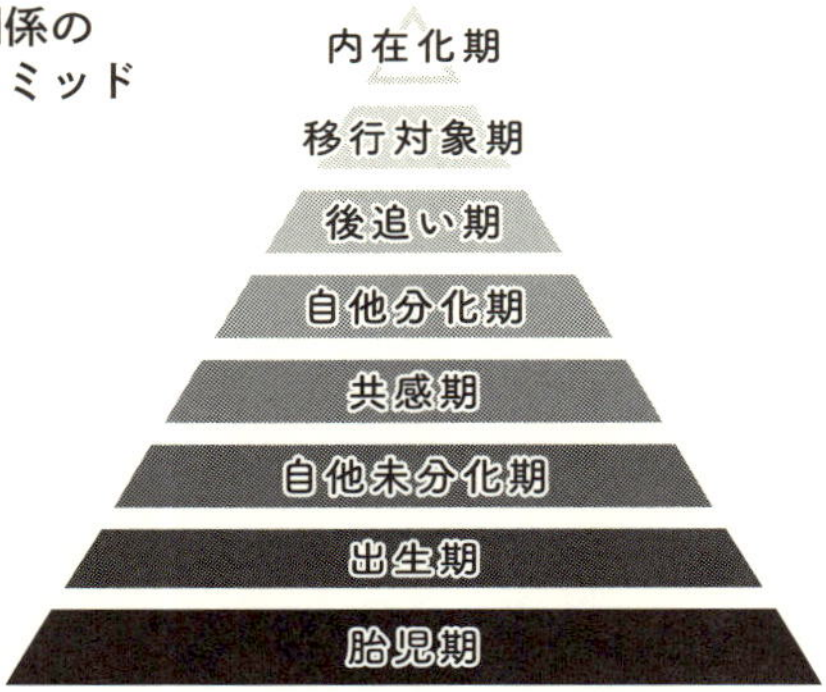

【胎児期】
胎児は母親と一心同体で生きている。その命は、すべて母親に委ねられている。

【出生期】
赤ちゃんは産道を通って、子宮内から外界へと生まれ出る。臍帯を通じての胎盤呼吸から肺呼吸に変化させて、母親の胎盤から切り離されて生きていくことになる。

【自他未分化期】
赤ちゃんは養育者に抱っこしてもらい、おっぱいを飲ませてもらって、養育者と一体化した状態で生きている。

【共感期】
赤ちゃんと養育者とが同じ対象を見たり、聞いたり、味わったり、触ったりすることで、感覚器を通して共感しあえるようになる。

【自他分化期】
養育者との間に愛着の絆ができると、見知らぬ人と養育者とを区別するようになり、養育者以外の人に不安を覚え、養育者に安心を覚えるようになる。

【後追い期】
養育者に急にまとわりつくようになり、後追いが始まる。

【移行対象期】
赤ちゃんは言葉によって養育者に甘えることが可能になる。養育者の膝を基地にして、次第に行動範囲を広げていき、移行対象が養育者代わりとなって養育者がいなくても大丈夫になる。

【内在化期】
養育者が内在化されて、ひとりで過ごすことが可能になる。

そうですね、では作ってみましょう。（52ページ）

なるほど。愛着関係も発達する。土台から積みあがっていく。そして一つの段階で「安心」を経てこそ子どもは次の段階に進めるのですね。

愛着関係はこのピラミッドの下を土台として、上に発達していきます。ですから土台の部分がよく育っていないと、上もしっかり育ちません。そこで愛着の問題を呈している人がいるとき、「どこまで育っているか」に注目し、そこまで立ち返って「愛着の土台」を育て直すとうまくいくことに気づきました。

☆愛着関係を築く能力の発達はピラミッドになっている。
☆土台から育ち上がっていく。
☆その土台の一番底は「胎児期」である。

愛着関係の発達を保障する

なるほど。愛着関係が年齢とともに発達していくのはわかりました。そして愛着関係の発達が、年齢に追いついていない場合もあるということですね。つまり、「愛着の面でも発達遅滞がある」ということですね。成人でも胎児期の発達段階を抜かしていると生きづらさにつながる。

はい。そうなのです。

発達段階のどこかを飛ばすと、生きづらさにつながっていきます。

わかりやすく身近な例でいうと、たとえば就学年齢までに移行対象期段階まで達していないと、小学校に入ってからの登校渋りにつながりやすいわけです。

つまり、就学年齢の六歳程度になると通常は

・親（養育者）が目の前にいなくても内在化しているので安心できる状態が「愛着関

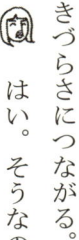

係を築く能力が発達している愛着関係の定型発達」なのだけれども（内在化期）
・発達の遅れでその時期がずれる

ことはじゅうぶんありうるわけですね。

はい。そうなのです。それがなかなか、教育現場では理解されません。

あるとき、登校渋りの小学二年生の女の子がいました。母子分離不安から学校に行きたくなかったのですね。お子さん本人とお母さまと私で、毎週作戦会議を行いました。お母さまに、何時間目までどこに座ってもらうかなどをお子さんに決めてもらい、毎日実践したのです。

なるほど。これまでの説明を聞いていると「その段階ではその対応が必要なのだ」と私でも理解できます。でも、愛甲さんのその提案は理解してもらえましたか？

担任の先生は懐の深い保護的な女性で、よく理解してくださいました。

この作戦を続けていって、お子さんは二か月後、「お母さんは帰っても大丈夫」と下駄箱のところで言うようになりました。その後、お友だちと登校できるようになりました。三か月で登校渋りは完全になくなりました。

そのときは担任が「保護的な女性」だったということですが、そうでもないとなかなか理解されないのではないでしょうか。

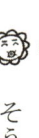

そうなのです。どうしても、甘やかしととらえられてしまいます。

そうでしょうね。私でも、きちんとこうやって段階を教えてもらえないと、「甘やかし」ととらえてしまうと思います。

なぜ一般に「甘やかし」ととらえられてしまうかというと、以下の二点が知られていないからだと思います。

・愛着関係を築く能力は、順を追って発達していくものであり、先に発達したものが土台となるピラミッド型を成している。
・発達というのは、シャンパンタワーである。やりきると自然に次の段階に行く。

ああ、そうですね。その説明を私たちがしなければいけませんね。

はい、そうだと思います。だから「愛着関係の発達ピラミッド」を作っていただいたのはよかったと思います。

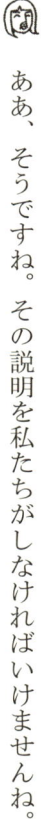

このケースでは、「ちゃんと内なる欲求に答えてもらえる経験をすると、子どもはそこに留まらない」ということが愛甲さんにはわかっていたから、そのような対応をとり、そしてそのお子さんはお友だちと登校できるようになったのですよね？

そのお子さんはお母さん、愛甲さんと打ち合わせをし、打ち合わせどおりにお母さんが「そこにいてくれる」という経験をして、「安心」を得たのですよね？

そうなのです。

けれども実際には、「そんなに子どもの言うままにしていたらわがままになってしまう」という抵抗が出てきて不思議ではないと思います。

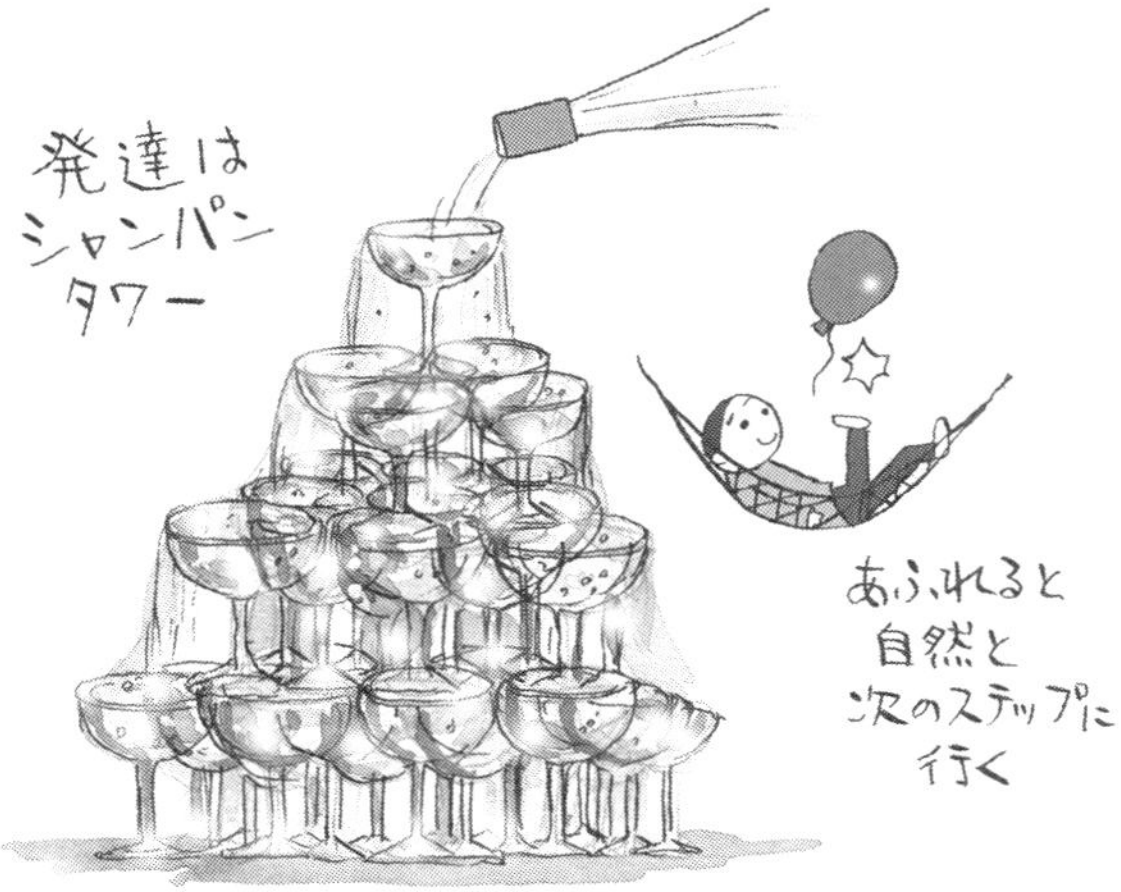
発達はシャンパンタワー
あふれると自然と次のステップに行く

＊『人間脳を育てる』灰谷孝＝著より

そうなのです。そういう抵抗にはよくあいます。どうしても、段階を踏んで発達していく、というより、「その年齢なりのことができないと困る」という圧力が強いです。

でも、こういう時期は通らなくてはいけないのですよね？　それが実年齢とずれるということが、愛着関係の発達遅滞ということであり、愛甲さんがやったことは、それを「甘やかして大目にみよう」というのではないのですよね？　その子の愛着関係の発達には遅れがあるから、「その子の発達年齢に合わせた発達保障をしよう」と提案されたわけですよね？

はい。ここで無理やり母子分離させても、思春期にまた登校渋りが起こります。

この段階がヌケていると、あとでピラミッドが崩れるのですね。

はい。きちんと発達段階を通って、次のステップに行く必要があるのです。

わがままも、出さなければいけない時期には出さないといけないのです。それがないのは、かえって発達の遅れのヒントになります。たとえば愛着障害のある子は、二歳から四歳頃にあると言われている第一次反抗期がありません。

そうなのですか？

はい。親に反抗できるのは、「親が見捨てない」という確信が持てるからです。その時期を通して、親に反抗してみて、自他の違いを確立させていくのです。

なるほど。発達障害の人には「自他の区別がつかない」という特性がしばしば見られますが、それは愛着発達の遅れもしくはヌケのため、親にきちんと反抗する時期がなかったからなのですね。

きちんと反抗し、別々の存在である母子の二者関係の土台ができると、安心して今度は世界を広げていくのです。お友だちに向かっていくのです。第一次反抗期がないのは、「親が見捨てない」という確信が持てないからです。不安だからです。不安が強いと、「見捨てられるのでは」と無意識のうちに考えて親に反抗することをしません。

☆反抗できるのは「見捨てられない」という確信が持てるから。
☆反抗して、自他の区別を確立していく。

では第一次反抗期の時期には、きちんと反抗するお子さんの方が、「無駄な不安を感じていない」ということなのですね。

そういうことです。

そしてその時期は、通り過ぎるのですね。

はい。すべての発達と同じように、やり切ると、次の段階に行きます。

私たちはこれまで、身体や情緒、認知や学習能力の発達がシャンパンタワーであることを見てきました。つまり、あふれると次の段階に自然に行くのだと。

それと同じことが愛着関係の発達にも言えるわけですね。

そうです。

☆愛着関係も発達していくもの。
☆ヌケや遅滞がありうる。
☆そういうときは実年齢にとらわれず、その段階に戻って育て直すのが近道。

愛着関係の発達段階をたどり直す

いくつか、「愛着関係の発達段階をたどり直してよくなった例」をご紹介いただけますか？

そうですね。ではまず、先ほどのケースを詳説してみましょう。

愛甲メモ［よくなった例①］

【登校渋り】 ●登校渋りの小学二年生A子（移行対象期：母子分離不安）

小学校の相談室で、A子と母親とスクールカウンセラー（筆者）で毎週作戦会議を行う。担任は懐の深い保護的女性。母親に何時間目までどこに座ってもらうかなどA子に決めてもらい、毎日実践したところ、A子は二か月後、「お母さんは帰っても大丈夫」と下駄箱のところで言うようになる。その後、お友だちと登校するようになって登校渋りがなくなる。

〈解釈〉

未熟児で生まれ、保育器に長く入っていたA子は「共感期」からやり直す必要があった。登校渋りが始まった当初は、担任がA子を昇降口で出迎えて、泣きじゃくるA子の手を引いて教室に入れるようにしていた。その後、ますますA子は登校を嫌がるようになり、登校できない日が続いた。

担任からカウンセラー（筆者）に相談があったのは、にっちもさっちもいかなくなってからのことだった。担任の了解を得て、カウンセラーは、A子と母親と三人で毎週作戦会議を開くことにした。作戦会議の後、母親が教室でA子にくっついて座るようにしたところ、A子は安心して授業を受けられるようになった。母親がそばにいてくれるという安心感から、A子は「共感期」と「後追い期」をクリアした。

母親は弁当を持参して放課後までA子と一緒にいたが、担任は辛抱強く母子を包み込んでくれていた。二週間後、「ママは四時間目で帰っていいよ」とA子が言うようになり、母親は給食前に帰るようになった。この時、A子は「自他分化期」と「移行対象期」をクリアしていた。

当時A子はタオルを肌身離さず持つようになっていた。それまでA子は移行対象のぬいぐるみやタオルに興味を示したことはなかったらしい。一か月後、「ママは業間休みが終わったら帰っていいよ」と言うようになり、二か月後、母親は昇降口で帰るようになった。その後、母親は家の前でA子を見送るようになり、A子はお友だちと登校するようになって登校渋りは解消した。

このケースを見て思うのですが、ずいぶん短い期間に愛着関係が発達したのですね。育ち直しって、意外と時間がかからないのですね。これを読んで、藤家寛子さん（『自閉っ子、こういう風にできてます！』花風社 等著者）がご家族との絆を取り戻した経緯を思い出しました。それはまた、あとで愛甲さんにお見せしましょう。

お子さんの場合には、育て直しに時間がかからないこともあります。

大人はそうはいきませんか？

大人になると、やはり言葉による介在が必要になりますし、時間もかかることがありますし、ご本人のモチベーションも大事になってきます。そしてモチベーションは「自分でなんとかしようという自発性」すなわち「主体性の獲得」と関係がありますから、やはり愛着関係の発達とかかわっています。主体性は愛着関係が発達してこそ出てくるのです。

そうなのですか。

はい。ではそれをご説明するためにも、愛着と主体性の関係がよくわかるケースを見てみましょう。家庭内暴力のあった中学生男子です。

愛甲メモ［よくなった例②］

【家庭内暴力】●母親に暴力をふるう不登校の中学生男子（自他分化期：主体性の獲得）

家庭内で存在感のなかった父親に協力してもらって、子どもと両親とスクールカウンセラーとで精神科を受診。その後、中学に登校し、家庭内暴力が消失。柔道部に所属し、主体性が育つ。

〈解釈〉

中学生男子Bは身長も高く体格のよい中学二年生。冷蔵庫から食べ物を自分で一度も出したことがなく、家で自分から進んで手伝いをしたこともなかった。溺愛されて育ったBは、母親と婿養子の父親との三人暮らしだった。口数の少ないBは、中学二年生の五月から不登校になり、それから間もなくして母親に暴力をふるうようになった。カウンセラーに対しては礼儀正しく応答したが、家庭内ではすさまじい暴力が繰り広げられていた。カウンセラーは、母親には危険な時は車で逃げるよう伝え、実際に何度か逃げてもらった。

子どもが主体性を獲得していく上で、発達段階の途中に反抗期があることが知られている。幼児期の第一次反抗期と思春期の第二次反抗期のうち、Ｂには第一次反抗期がなかった。

Ｂの家庭内暴力は、二〜三歳の子どもが駄々をこねるようだった。食事がまずいと言っては暴れ、小遣いが少ないと言っては暴れた。第一次反抗期の発達課題は、主体性の獲得であるが、Ｂには選んで決めるといった主体的な力がまだ十分育っていなかった。

精神科医は四十歳代の女性だったが、四人の前でＢの話を聴き、「ご両親はこれまで耳を傾けてお子さんの話を聴いてきましたか。しっかりと話を聴いてあげるようにしてください。中学校に毎日通えるようにサポートするのが親の役目でしょう。Ｂが何を言おうとも登校させなさい」と毅然と言い放った。

翌週からＢはおそるおそる中学校に登校するようになり、遅刻も早退もせずに授業を受けるようになった。

担任がたまたま柔道部の顧問だったこともあって、体格のいいBに柔道をやらないかと声をかけてくれた。最初Bは半信半疑だったが、担任と一緒に身体と身体をぶつけあううちに、目に力が宿っていった。ルールが明確な一対一のスポーツを通して、Bは成長していくことができた。以前のBは「ノー」が言えなかったが、自分の意見を同級生に言えるようになった。柔道というルール遊びが、母子密着の世界から己を律する主体的世界へと導いてくれたようだ。

この人は第一次反抗期がなかったっていうことは、「親と自分の違いをはっきり知る機会」を持たないことになり、主体性の獲得が遅れたのでしょうか。

そうです。家庭内暴力をしていたけれども、実は、お母さんやおばあさんが彼が冷蔵庫を自分で開ける必要がないほどになんでも先回りしてやってくれる人でした。その結果、自分で生きていく力を育てるヒマがなく、主体性が育っていませんでした。発達障害のある人によくあることですが、自分で物事を選べない人が多いでしょう。たとえば、ヴァ

イキング形式の食事とか苦手ですよね。

 ああ、そうですね。

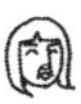 この人も周囲が気を利かせすぎて、自分で選ぶ機会を逸していました。

 そして、そのことに内面いら立っていたのですね。ラクをしているようで、本来の人としての成長を妨げられているわけだから、いら立っていた。

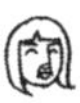 そうです。それで家庭内暴力の状態になっていました。そしてかかった精神科医の先生はわりときっぱりとした迫力のあるタイプの先生で、何がいいか悪いかをはっきり言ってくれたんですね。この人には、それがよかったと思います。

 親の不備も認めてくれたし、学校に行かなければいけないことも教えてくれた。

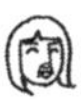 そうです。そして学校に行くと理解のある教師に柔道部に誘ってもらいました。

 身体を使う部活動を通じて、発散できますね。

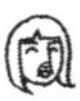 はい。そしてルールのある活動を行うことで、社会のルールを守れるようになりました。自分のことは自分でやる習慣を築き、鍛錬することも覚えて主体性が育ったので、友だちにも言うべきときには「ノー」も言えるようになりました。

 愛着関係が育つと、「ノー」と言ったほうが自分の身を守れるときには恐れずに

「ノー」と言えるようになるのですね。

はい。見捨てられ不安がなくなっていくと、「ノー」が言えるようになります。そして、ルールも守れるようになります。

ルールを守ることの一番の動機は、「この社会でうまくやっていく」ことですよね。つまり、周囲に反感を持っていてはルールを守る気にならない。

そうです。

そして主体性を発揮することが可能なのは、「自分の意見は社会のルールに沿っているし、それを発揮することで見捨てられることはない」と確信できるくらい関係性に安心しているということですね。

そうです。

「ルールを守ること」と「主体性」は反発しあわないのですね。両立するのですね。

そうです。Ｂは柔道のおかげで、あいさつができるようになりました。あいさつは柔道をやるうえで必要なルールでもあったからです。そして柔道以外の場面でも自分からあいさつができるようになりました。「ルールを守ること」で「主体性」が育ったとも考えられます。

「ルールを守る主体」は「自分」ですよね。「自分」で「このルールを守る」と決断しなくてはならない。

そうです。だから、ルールを守れる人に育てるには、ルールを押しつけるのではなく、自分でルールを守れる主体性を育てた方が結局は近道なのです。

それがなかなか理解されないと思います。ルールを教える、というと普通、上からルールを教えてそれを守らせる、という発想をします。だから「主体性」と「ルール」はむしろ反発し合う概念に思えます。愛甲さんはルールを守る人になるように主体性を育てるという。でも一般的には、「ルールを守ること=自分を抑えること」という考え方が優勢だと思います。おそらく大人になってもそれを信じている人はいますね。そういう人は多かれ少なかれ他人の都合に合わせなければいけない社会というものに対して被害的なスタンスを取っていると思います。

幼児のおむつがとれるのは、「親に喜んでもらいたい=自分も嬉しい」といった親との共感関係が身体を律する力になっていってトイレで排泄できるようになるからです。ルールを守る力というのは要するに、気持ちと身体を律する力のことです。家庭内暴力にルールはありません。第一次反抗期の幼児のように親に駄々をこねている状態です。この人は、ルールのある競技（ルール遊び）にワクワクと取り組んで、そこで先生や仲間に共感してもらい喜んでもらう経験をしました。先生や仲間との間に共感関係が生まれ、己の気持ちと身体を律する力がようやく育ちました。感覚遊びの段階からルール遊びの段階へと進んだことで自律力が育ったわけです。そうすると、今後も進んでルールを守るようになります。

☆自他が分化し、主体性が育ってこそ、ルールを守れる人になる。

愛甲メモ［よくなった例③］

【自傷行為】●精神科薬をたくさん飲んでしまう十七歳女子（自他未分化期）

精神科でもらっている安定剤を校内で大量服薬することが重なった十七歳女子。保健室で薬を管理することを本人と約束。その後、授業中に赤ちゃんのように泣くことが増え、保健室で眠っている時間も増える。家を出て一人暮らしをするようになって表情が生き生きとなる。精神科に通院することをやめたことから薬とも縁がなくなって、生き生きと自分らしく生きるようになる。

〈解釈〉

リストカットや摂食障害や自殺未遂は、どれも自傷行為である。自分の身体を痛めつける行為は、寂しさや生きづらさを紛らわすためのコーピングとも言えるわけだが、なぜこのようなコーピングを行わざるを得ないのだろうか。

これらの症状はすべて思春期以降に生じるものである。思春期にどうして症状が出現するかというと、思春期の子どもたちの心身が大人になる準備を始めるからである。大人になるということは、それまでやり残してきた発達課題までもう一度さかのぼってやり直す必要があり、そのために、さまざまな症状が出現し、自己治療を行う必要が生じる。

上記の症状の主な要因となっている発達段階は、自他未分化期であり、どれも言葉のない胎児期や授乳期の赤ちゃん段階である。

言葉のない赤ちゃんにとって最も大切なのは母親との密着感覚である。リストカットは、生きている感覚をすぐに得られる手軽なインスタント自己治療方法であり、大量服薬も同様である。どちらも死と隣り合わせの危険な治療行為ゆえ、主体的にやめられるよう祈る日々が続くことになる。

教室で泣いては相談室に直行し、カウンセラーの前で赤ちゃんのように泣いて、保健室のベッドで寝て、を繰り返すうちに「かわいそうな自分」について語れるようになった。カウンセラーが安心できる他者として内在化され、それまで言葉にならなかったモヤモヤを言葉で伝えられるようになったことが大きな成長力となった。

時々、愛着障害の治療が進むと泣けて泣けて仕方ないという人がいます。それは、治療がうまく進んでいる証拠なのです。

そうなんですか？

はい。だって赤ちゃんは何かにつけて泣くでしょう？　泣いて要求するでしょう？　赤ちゃん時代にあまり泣いて自己主張できない人だったのかもしれません。

ああ、そこを育て直しているんだ。

そうなのです。こういう症状を見せる人は、だいたい自他未分化期、母親と一体だった時期に課題があったはずです。だからこそ、手っ取り早い身体感覚を求めるのですね。自分の身体の存在を確かめたくて自傷行為をするのです。

でも自分の身体の存在を確かめたかったら、走ったりストレッチしたりすればいいじゃないですか。そっちの方が健康増進にもなるし。

リストカットは手軽なのです。そんなに身体を動かさないで済むでしょう。

そういえば。

ボクシングするとなったら道具や場所をそろえる手間暇がかかりますが、リストカットは手軽なんですよね。

そうかあ。省エネなんだリストカットは。っていうか手抜きの身体アプローチ。自傷行為をする人は少なくとも、「身体感覚を取り戻す必要がある」とは無意識のうちに気づいているわけですね。

そうなんです。そしてそこで省エネのアプローチとして、リストカットや大量服薬があるんです。

でもこの人は泣けるくらいまでになって、自分がかわいそうだったことを認めるようになり、母親ではないけれど信頼できる他者（この場合はカウンセラー）にとことん相談しては泣いて……を繰り返していくうちに立ち直っていったんです。

「親ではなくても信頼できる他者がいればいい」というのはこういうことなんですね。

そうです。

そういう意味で、愛着障害はあくまで自分で治すものだけど、愛甲さんたちのような存在を必要とする人もいるから、治療家として修行を続けていらっしゃるわけですね。

そうなんです。

愛着障害をわかってもらうことの難しさ

たぶんこの最後のケース、相談しては泣く、みたいな場合の相手に職業的なカウンセラーではなく家族でも友だちでもない一般人が選ばれると、面倒くさい人だなあ、と感じるのだと思います。というかこれは個人的な体験談に基づいているので、まあ人によるのかもしれませんが。それをやりすぎると、いわゆる「イタい人」に思われると思います。

そうかもしれませんね。

でも、こういう風にピラミッド型の図で解説してもらうとわかりやすいですね。「愛着関係は、こうやって育っていきます。そして今この段階にこの子はいるので、ここからやり直しましょう。ここをやり切れば、自然に次のステップに行きます」とか言ってもらえると周囲もわかりやすいし、セルフケアにも罪悪感を持たないでいいのではないでしょうか。

つまり、こうして示さなければいけないくらい、愛着障害の持つ苦しみというものは、それを持っていない人にとってわかりにくいのだと思います。

そしてそれが理解されないことが、見捨てられ不安を持っている人にとっては一層つらいのです。

実を言うと、私などはそういう「見捨てられ不安」を一番理解しないタイプの人間です。

でもこういう風に説明されるとわかります。肌身では決してわからないけど、知識として理解には近づきます。

そして私は、このピラミッドをベースに、大人も自分のやり残しに気づいて自分で自分を治していくといいなと思います。

大人になると「自分を甘やかす」というのは周囲からも非難を受けるしやりにくいことですよね。でも「甘やかしだ」という声に対してそれこそ主体性を発揮していいのではないでしょうか。場面を限定して自分を甘やかし、自分を育て直した方がいいときはあるのですね。

愛甲さんの説明をきいていると、愛着障害の自覚のある人は、そうやって開き直ればいいと思うようになりました。そうやって自分で自分を治していけばいいですよね。

なぜなら自分が愛着の問題を解決していないと、次世代にそのツケを回してしまうからです。

☆次世代にツケを回さないために、必要なときには自分で自分を「甘やかす」のも必要かもしれない。

愛着障害と「ありえない恐怖感」

私は灰谷孝さんの『人間脳を育てる――動きの発達&原始反射の成長』を出したとき、「恐怖感スペクトラム」をその題材として取り上げました。それは、灰谷さんから原始反射（編注：胎児から乳児期の生き残りのための反射。これが残存していると身体・認知・学習・情緒に影響する）の説明を聴くにつれ、私が多くの発達障害関係者の人たちの中に見出す——そして共有できない——「ありえない恐怖感」はこれで説明がつくのではないか、と思ったからです。

原始反射には様々なものがありますが、すべてかつては必要だった生き残り反射です。そしてその中で二大反射と呼ばれるのが、「恐怖麻痺反射」と「モロー反射」です。それが時期が過ぎても残存していると、学習上、情緒面等での生きづらさにつながるということなのですが、私が最初に「これがあると生きづらいだろう」とピンときたのは「恐怖麻痺反射」です。これは胎児の脳と身体の神経がまだつながっていないときに発生する反射で、胎児の生き残りのためにあるそうです。

母体がストレスを受けても、胎児はおなかから歩いて出ていくことはできませんよね。まだ胎児なんですから。

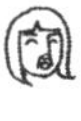 そうですね。

 だから身体をぐっと丸めてストレスから身を守るそうです。それを自動的に行う反射を「恐怖麻痺反射」と呼ぶそうです。

胎児の生き残り戦略としてはとても正しいと思うのです。でも何かストレスがかかってきたときにぐっと身を縮めるだけ、積極的に働きかけない、そして長じては、他人が困っ

ていても助けることがない、というのは、おなかの外に出たら「臆病で卑怯」な生き方に思えてしかたなかったのです。胎児なら仕方ありません。手も足も出ないんですから。でも大人になっても目を背けて怖がっているだけなのは臆病で卑怯でしょ。

自閉圏の人は他人の喧嘩を見るのもストレスになると言います。自分が責められていなくても他人が責められているだけで自分が責められているような気になるそうです。だったら共感性が高いのかというと、全然そんなことありません。

そうですか？

はい。自分が他人の気分に影響される一方で、他人が困っていても身をすくませているだけで助けようともしないんですから。

コミュニケーション障害だから友だちができない、社会の理解を！　と叫ぶ前に、「わけわからないほど怖がりで、怯えなくていい場面で勝手に怯えるくせに、他人が困っていても逃げるだけで手を貸さない」のなら友だちはできないんじゃないかと思ってきました。

私としては発達障害の人に社会性がない、とかいう以前に、その恐怖感がとっても付き合いづらかったのです。

どう付き合いづらいですか？

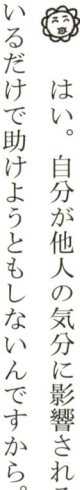

こちらからは「ありえない」としか思えない恐怖感を「一緒に怖がってほしい」と共有することを押し付けられたり、「なぜ怖がらないのか」説明を求められたり、別に脅かしていないのに勝手に脅かされたと思われて被害的に取られたり、そういう付き合い上の面倒くささがありました。なんでこんなに怖がりなんだろうと思う人が多かったのです。発達障害の当事者も、保護者も、そして支援者も。

愛着障害のある人は、世の中に安心感を持てません。つねに「見捨てられ不安」を持っています。怖いものが多いはずです。そして怖いのが当たり前なので、浅見さんがどうして一緒に怖がってくれないだろうと不思議に思っていたはずです。

そうですか。それは全く理解できませんでしたね。

私はね、発達障害の人が苦しいのを見て、その苦しみが取れる方法が見つかるといいな、と思って、見つけたら本にしてきました。そうしたら「このままではいけないというのか！」とか「このとおりやっても治らなかったらどうしてくれる！」とか、わけのわからないクレームがいっぱいきたんですけど、今となればそれも全部「怖がりなんだなあ」で説明がつくんですね。

こっちとしては「発達障害の人が苦しいのは知ってる。だから治る情報は探して提供したいし、それ読んで治りたい人は治ればいい。そのために、今のところ方法としてこんなの見つかったよ」というつもりで活動してきたんですが、「こんな情報が行き渡ったら、治りたくない自分たちが怠慢だと思われる」みたいに被害妄想を根拠に大まじめにケチをつけてくるわけです。それがまあ私から見ると「ありえない恐怖感」なんです。ただの言いがかりにしか見えないんです。でも、もしかしたら「見捨てられ不安」が根底にあると本気でそう思えるのかもしれませんね。

そして、「こんなに怖いものが多かったらそれだけで相当生きづらいだろう」と思いました。恐怖感を感じる度合いって、かなり人によって違うのがわかりました。

まっとうに怖がることは危険から逃げて身を助ける機能につながりますから、恐怖感が生存のためにある程度必要なのはわかります。だから人間には恐怖感があるんだと思います。でも恐怖感をどれくらい感じるかってスペクトラムだなあ、と思っていたときに、「恐怖麻痺反射」のことを知りました。性格とかそういうことであるというより、胎内でどう過ごしたか、胎内の生き残り戦略をどのくらい引きずっているかで世の中での恐怖感の持ち方が違ってくるのだと知りました。そしておなかの外に出ても、大人になっていても、手の打ちようがあるということに気づかされました。

恐怖麻痺反射の残存と、胎児期の愛着障害が同じかどうかはまだわかりません。でも

- どちらも恐怖感のもととなっている。
- どちらも胎児期にさかのぼることで治療可能である。
- どちらも自分で治療可能である。

は共通しているようですね。

そうですね。私は「恐怖麻痺反射」について知ったことで、「怖がりの人たちは、胎児のときの戦略をまだ保持しているだけなんだ」と理解するようになったのです。そうすると、少し腹が立たなくなったのです。だからね、愛着障害には恐怖麻痺反射を統合するような身体アプローチがいいんじゃないかなと思います。激しい運動ではなくてもいいので。

☆「ありえない恐怖感」は胎児の生き残り戦略の名残とも考えられる。

「言葉以前」のアプローチが効果的

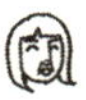

はい。最近の知見を得てわかったことは、胎児期の治療に関しては「言葉以前のアプローチ」が大事、というか、それ以外に手段はないのではないかということです。むしろこれまでカウンセラーたちが、根深い愛着障害に言葉のみで対応してきたから治らなかったのではないかということです。そしてそれが時として人格障害に発展していました。

身体アプローチは言葉以前の土台への働きかけですから、胎児性の愛着障害への対応法として理に適っています。言葉を獲得する以前の育ちを立て直すのですから。

これに気づく前、薬をいくらのんでも、あるいは言葉をいくら重ねても、苦しみの取れなかった人たちは多かったのです。

そのようですね。

その人たちが治っていく方法を、自分なりにまとめてみました。

胎児期・授乳期に背負った愛着障害への治療

＊ここで胎児期と授乳期を同一に考えているのは「母体の影響下から逃れられない状態である」という共通点を持つためです。

【原則】

この時点で背負った愛着障害の治療については、言葉による治療が無力である。

■イメージ療法

神田橋條治の胎児のイメージ気功（『治療のための精神分析ノート』付録参照）

■身体アプローチ

「恐怖麻痺反射」を統合するような「身体の背面（背中に限らず身体の後ろ面図参照）を弛めるアプローチ

などが有効であると思われる。

とにかく「胎児のときの自分を安心させる」ということですね。神田橋先生の胎児治療などで長年の苦しみから解放されて、生き生きしていく人の多さにびっくりしてきた数年間です。でも人によっては、というか多くの人が、「本当？」って思うほど思いがけない方法なので、活字にはならないんだろうと思っていたら、先生ご自身がご著書に書いてくださったので、「信じられないだろうけど、たくさんの人が治っていっているから、興味あったらあの本（『治療のための精神分析ノート』）を読んでください」と人に言えるようになりました。

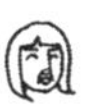「育て直し」と考えると、不思議ではありません。

ああそうか。胎児期に背負った傷は胎児期に戻るイメージを駆使してやり直す、と考えればいいわけですね。

そしてそれを、「もう少し不思議がらずに信じてくれる人が多いかなあ」と思うのが、灰谷孝さんの提案している「恐怖麻痺反射の統合」だと思います。実際に胎児に備わっている恐怖麻痺反射を卒業していない人がいる、という考え方は多くの方が抵抗なく受け入れることができると思います。

そして、おなかの外に出ても胎児の戦略を取っている人が身体アプローチによって、反射的に感じる恐怖感を感じにくくなる。そうすると、怖がりは緩和されますよね。

☆胎児期に背負った愛着障害というものがある。

☆それを治せるのは言葉以前のアプローチ、すなわち身体アプローチである。

胎児性の不安を取るためのアプローチを考案してみる

胎児期由来の不安に、どういうアプローチが有効かは胎児になったつもりのポーズを取ってみればわかりやすいのではないでしょうか。

こうやっておなかの中にいるとします。
←
お母さんがストレスを感じます。
←
胎児だから、逃げることはできません。
←
だとしたらきゅっと丸まってストレスが入ってこないようにします。

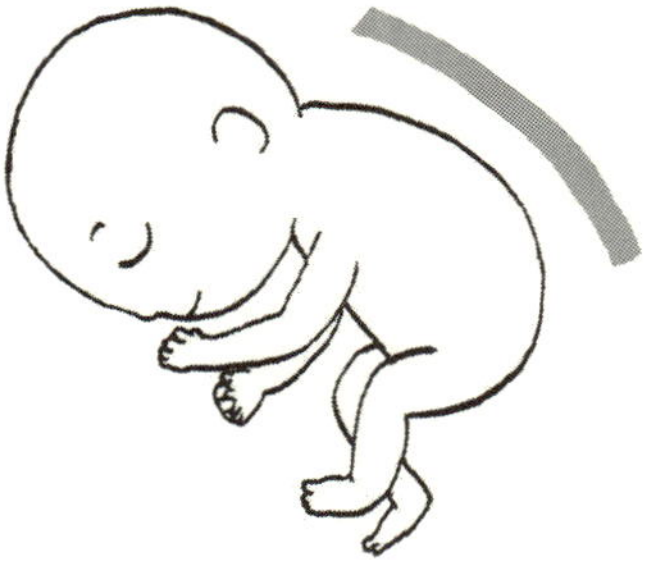

そのときに防御壁を作るのは背面です。

だから「胎児の生き残り戦略」を保持している人は背面が硬くなっていますと、こういうことのようなので、恐怖麻痺反射の残存している人は背面を硬めているそうです。ちなみにここで「背面」というのは背中だけではありません。この絵で示す範囲を指します。

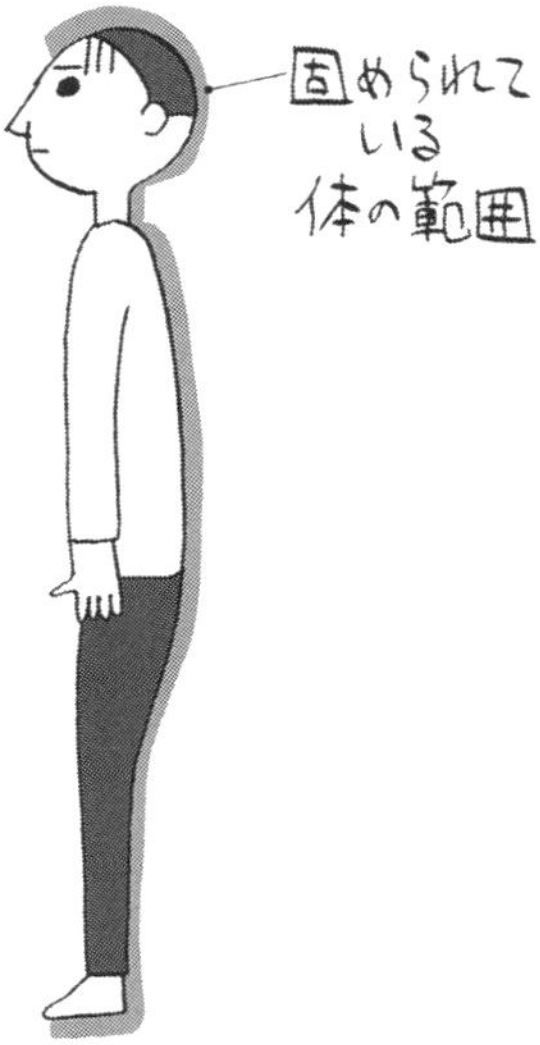

＊『人間脳を育てる』
灰谷孝＝著より

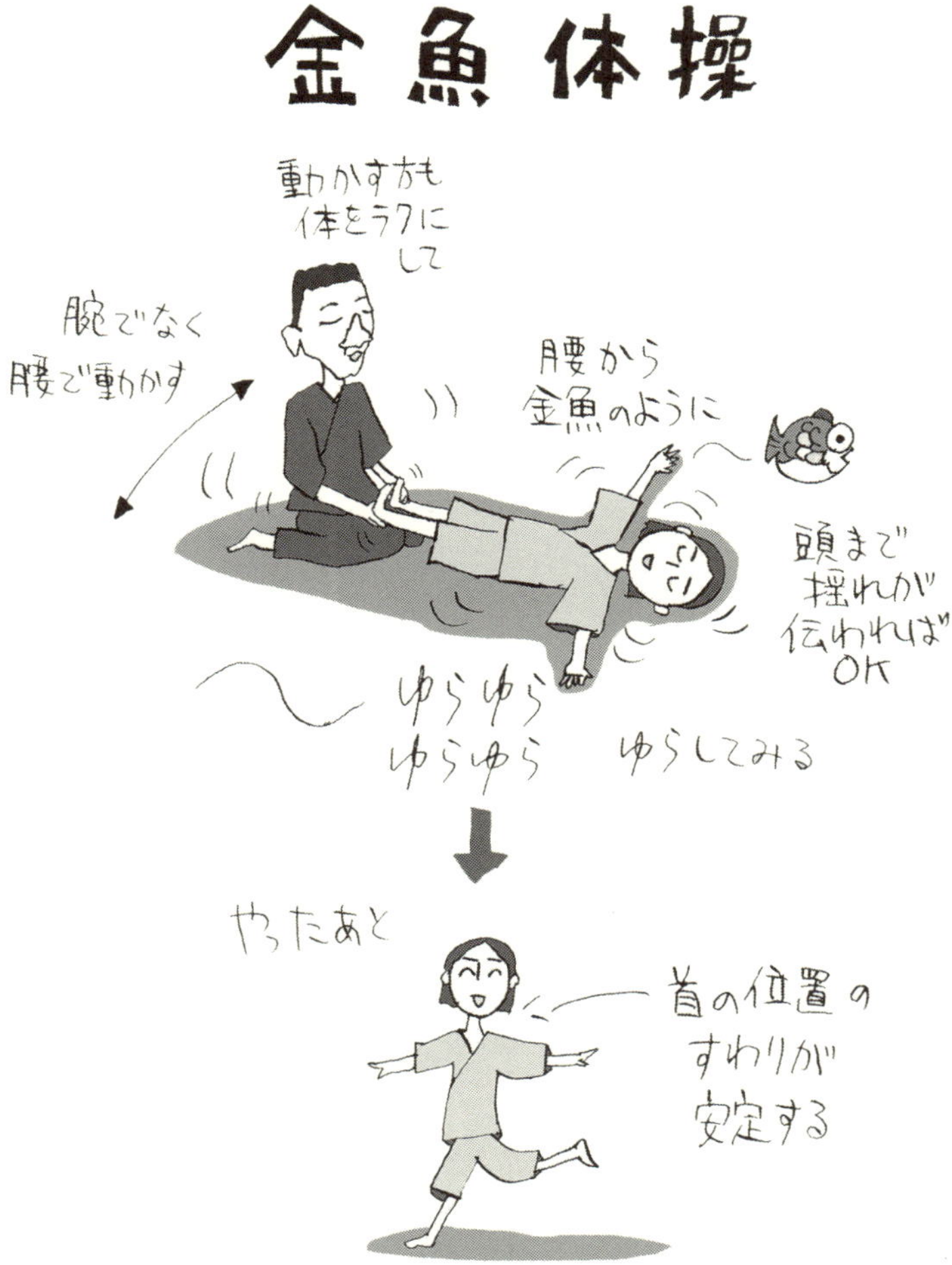
金魚体操
動かす方も
体をラクに
して
腕でなく
腰で動かす
腰から
金魚のように
頭まで
揺れが
伝われば
OK
ゆらゆら
ゆらゆら
ゆらしてみる
やったあと
首の位置の
すわりが
安定する

＊『芋づる式に治そう！』
栗本啓司＋浅見淳子＝著より

だから背面を弛めるアプローチで恐怖感が取れていきます。

『人間脳を育てる』の中でも灰谷さんが原始反射統合の方法を色々紹介してくださっていますが、「背面を弛める」という大原則があれば自分で色々考えつくことができると思います。金魚体操みたいなそれぞれの実践家が勧めている方法（90ページ）もあれば、好きな音楽に合わせて勝手に好きなように踊るのも十分背面（背中だけではなく、身体の後ろ側）を弛めるのに役立つと思います。

整体などもいいですよ。私自身、胎児期の愛着障害があったと思うのですね。そしてそれを、整体などで解消してきたのです。

そうなんですか。

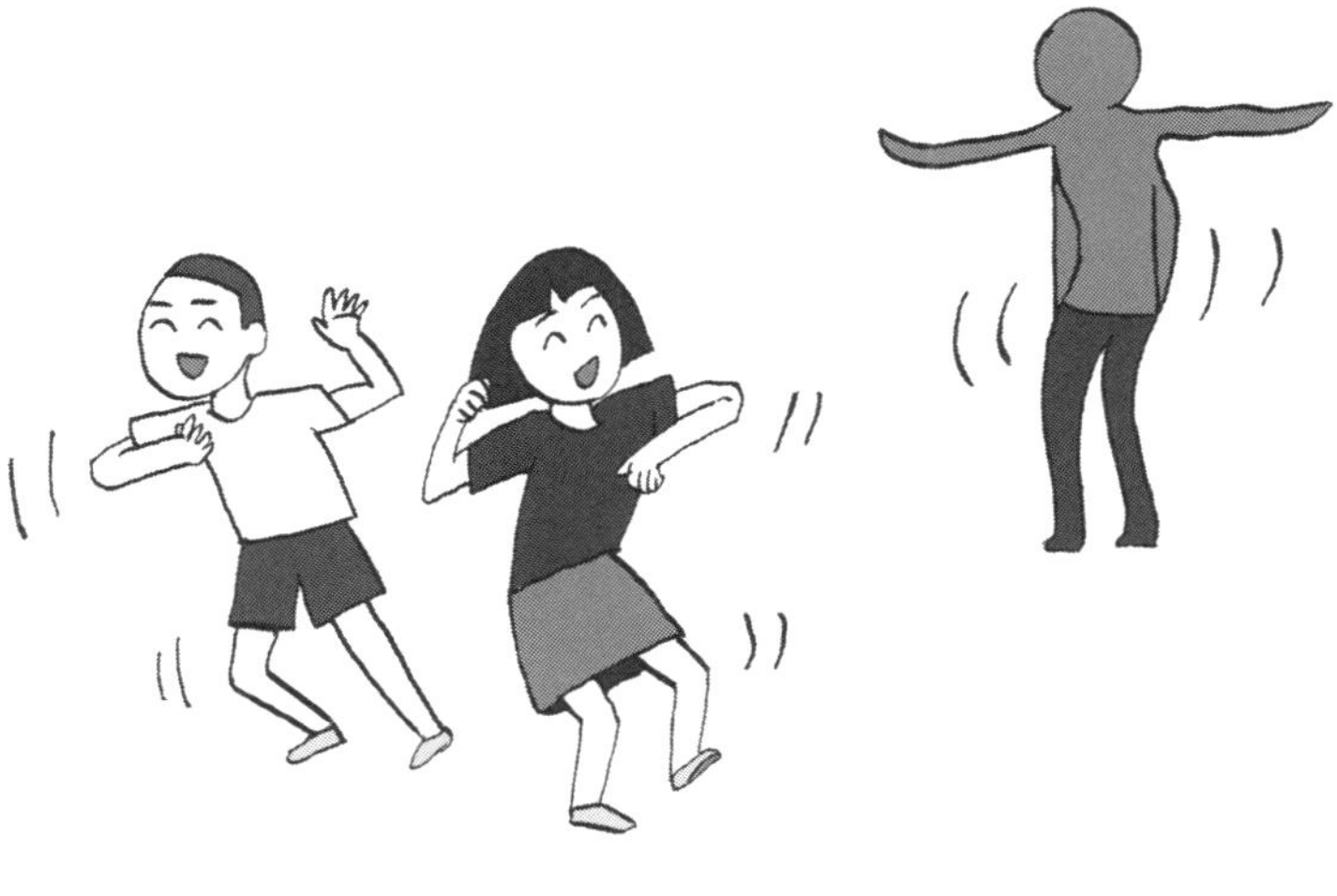

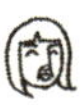
はい。整体を受けてから次のような面で生きやすくなりました。

①　大きな声が出るようになった。
②　人前で緊張しなくなった。
③　疲れにくくなった。
④　ケアレスミスが減った。
⑤　指のしびれがなくなった。
⑥　貧血がなくなった。
⑦　左足の捻挫グセがなくなった。
⑧　眠りの質がよくなった。

私は中学時代、器械体操部に所属していたのです。一度宙返りで失敗し、頸椎に何かしらの損傷を負ったのですね。そのせいかどうかはわかりませんが、両手の指先がしびれるようになっていました。それと中学生の時に左足首を剥離骨折したことがあり、左足首の捻挫グセが残っていました。

その後、野口晴哉先生が開発された野口整体の整体師にかかり、身体の不具合を治し、自然治癒力を高めてもらいました。そうしたら、いつの間にか前出のような改善が見られました。

あともうひとつ特筆しておきたいことがあります。

以前、私の臍の少し下（丹田）に指で触れてもわかるほどの硬いしこりがありました。そのしこりを意識するようになったのは、整体師から「これもいずれ小さくなります」と指摘されてからなんですよね。そのしこりは、直径十五センチほどの楕円形で、体の根幹部にへばりついているような感じでした。

 十五センチ！　大きいですね結構。

 はい。今ではしこりは跡形もないんです。そしてしこりが消えた頃から、大学の授業でマイクなしで後ろまで声が通るようになったし、呼吸が深くなりました。

 丹田ですか。でも胎児の格好をしてくるっと固まっていると、ちょうど丹田のところは固くなりそうですね。

 そうですね。そして白隠禅師の内観法など、丹田を弛める健康法は古来よりたくさんあります。それは精神の状態もよくすることが知られています。

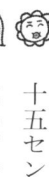

精神科にかかるばかりじゃなく、あるいは、精神科に行っても問題が解決できないときには、巷にある色々な健康法について学んでみて、自分でやりたいものを見つけるのもいいですね。

はい。それも自己治癒力を発動させる営みだと思います。

大人の愛着障害は、発達障害同様、スペクトラムと見なすことができます

私自身、どこか生きづらかったから整体などの解決手段を求めたのだと思います。そういう手段を使い、生きづらさを克服して、主体性を取り戻し自分らしく生きられるようになった経験を経てきたという実感が自分自身にあるのです。

☆胎児のときに固まっていたと思われるところを弛める健康法を見つけて取り組んでみるといい。

胎内環境

恐怖麻痺反射を残している人は、残しやすい個体なのかもしれないし、そのときの母体にかかるストレスが大きかったのかもしれません。

そう言うとね、また罪悪感を持ってしまう親御さんが出てくるのです。でもここで、「どっちのせいか」って考えるのは不毛ですよね。

そうなのです。大事なのはこれからですから。

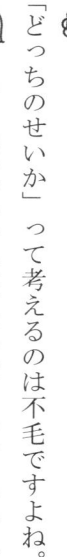

学校の先生で、親にいっぱい愛情をかけられているお子さんがどこか愛着関係が育ちにくいしとても怖がりなのは「未熟児で生まれたことと関係があるのではないか」と見当をつけていらした方がいましたが、未熟児の人は、怖かったでしょうね、胎内で。何しろ、ちっちゃいんだから。胎内だけじゃなく、外に出てきてからもつらかったでしょう。そういう人が怖がりになるのは不思議ではないかもしれない。

そうですね。本来であればまだ胎内にいるはずだったのに、保育器というお母さんと離れた場所で生きるだけでも大変だったと思います。個体による違いもあるけれど、それこそ誰のせいでもないし、胎内環境は大事だから、赤ちゃんがおなかにいるとき安心できる環境を作ることは社会の大きな役目でもありますね。後ほど、歴史の中の愛着障害にも言及する必要があると思いますが、おそらく何世代前かに戦争を体験してきたことが、現代に生きる人の愛着障害に帰結していることもあるだろうと思います。

遊びによる発達のピラミッド

胎児期・乳幼児期に背負った愛着障害については、身体アプローチでしか治せないといっても、身体アプローチを必ずしも特別なことと考えなくてもよいかもしれませんね。とくに子どものうちは。子どもたちは「遊び」によって、自然に自分の発達を促しています。

それは灰谷孝さんも『人間脳を育てる』の中で再三強調されたことです。

子どもたちは遊びの中で、関係性を結ぶ能力を発達させていきます。そして社会のルールを守ることを覚えます。

ああ、それなのですが、先ほど33ページで愛甲さんがこういう例を挙げたときにはつながりがわからなかったんです。なぜ「愛着対象がしっかりと子どもの中に内在化されること」と「己を律することができるようになること」がリンクしているのか。

③ 万引きや暴力などの反社会的言動

万引きは「愛情を盗む行為」とも言われていて、母親代わりの愛着対象を求める衝動性とも言い換えることができる。愛着対象がしっかりと子どもの中に内在化され、己を律することができるようになると、反社会的行動は消失する。

でもここまで説明を聞いてきたらわかったような気がします。

愛着対象がしっかりと子どもの中に内在化されると、

↓その子は世の中が嫌いではなくなり、

↓「世の中で人とうまくやっていきたい」というモチベーションが生まれますね。

そうすると自分の一時的な欲望を抑えることもやりやすくなりますね。

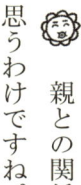

そうなのです。愛着関係が発達すると、子どもは養育者との関係を土台にして外の世界とつながろうとします。

親との関係が充足したものだからこそ、他の人たちともつながり関係を持ちたいと思うわけですね。

そして子どもが関係性を覚えるのは、なんといっても周囲の人と遊ぶことによってなのです。そして、遊びも発達していくのですよ。

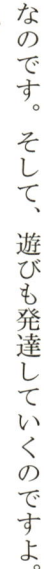

遊びが発達する？

はい。どの段階を育てているかによって、遊びの種類も違ってくるのです。ここに遊びの発達もピラミッドに描いてみました。やはり土台から積み上げていくのです。

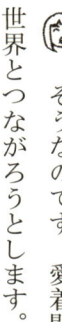

遊びの発達ピラミッド

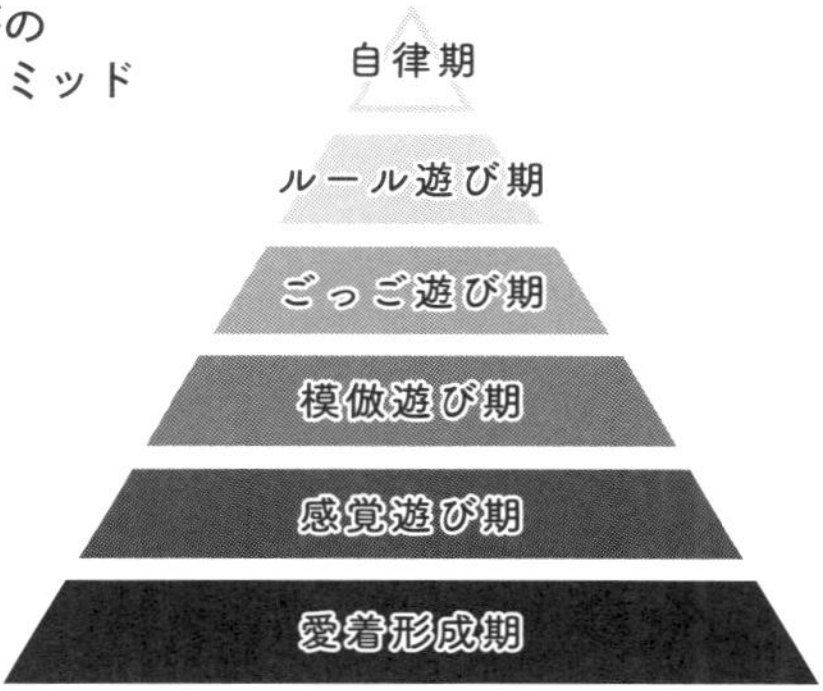

【愛着形成期】
母親と赤ちゃんの間で形成される絆であり、最強のセーフティーネットとなる。

【感覚遊び期】
赤ちゃんのガラガラ遊びは聴覚を中心とした遊び、メリーゴーランドは視覚を中心とした遊び、「高い高い」や「毛布ブランコ」は固有受容覚や前庭感覚を中心とした遊び、指しゃぶりは嗅覚や味覚を中心とした遊び、自傷行動は固有受容覚や前庭感覚を中心とした刺激遊びである。

【模倣遊び期】
養育者のまねをして遊ぶ。例えば、鏡台の前に座って口紅を塗ったり、お料理をしている様子をまねたり、日常の様子をまねる。

【ごっご遊び期】
お母さん役、お父さん役、赤ちゃん役、お姉さん役などを決めて、それぞれが役になりきって遊ぶ。テレビのヒーローやお姫様などになって遊ぶこともある。

【ルール遊び期】
おにごっこ、だるまさんがころんだ、すごろく、トランプなどルールのある遊びができるようになる。

【自律期】
がまんができるようになる。己の身体と気持ちを律することができるようになる。

☆子どもたちは社会に生きる力を、「遊び」で育てていく。
☆「遊び」の種類にも段階があり、発達していく。

なるほど。これも、「どこからやり直せばいいか」の目安になりますね。
　大人になっても日常で疲れたときに、感覚遊びに戻ると立ち直りが早くなるという経験はほとんどの人がしていると思います。お風呂に入ったり、身体を動かしたり、音楽を聴いたり。そういう遊びを通じて、元気を取り戻していきます。

はい。それを「退行」と呼んでいます。大人でも健康を取り戻すときには、一時的に退行するといいですよね。健康な大人は、そういうリフレッシュできる時間を生活の中に自然に取り入れていますね。

そうやって一日一日の疲れをその日のうちにとっていくのですよね。そうすると、長期に病みつくことが避けられます。

子どもたちの場合には、リフレッシュするだけではなくこうした遊びを通して人と結びつく関係性を発達させ、社会に生きる力を育てています。だから、なんらかの理由で遊ぶ機会の乏しかった子はあとで苦しくなります。神田橋先生が再三おっしゃる「無駄な遊びが粘り強い人間をつくる」というのはこのことなんだろうと思います。

でもこれも良い循環も悪い循環も芋づるのようになっていますよね。自閉症などのお子さんの場合には、友だちができにくい。そうすると遊び相手が見つかりにくい、そうすると遊びによって発達していく特性の発達の機会に乏しくなる、というように。

集団で遊ぶのではなく、一人遊び、あるいは二人遊びが向いているお子さんは確実にいるのです。とくに愛着のまだ育っていない人の中に。二者関係の中で安心して初めて、子どもは集団の中に入っていけるからです。

じゃあ大人が一緒になって遊ぶような療育には意味がありますね。

はい、そうです。私はよく「かくれんぼう」をやります。「かくれんぼう」は子どもが大好きな遊びのひとつですが、大勢の子どもが相手でも、子どもにとっては二人遊びなのですね。最初はすぐに見つかる場所に隠れていますが、必ず見つけてくれるといった安心感が培われると、なかなか見つからない場所に隠れられるようになります。「かくれんぼう」でしっかりと隠れられるようになって、ルールが守れるようになると、子どもは自然と集団遊びができるようになっていきます。

なるほど。かくれんぼうひとつとっても意味があるのですね。

私などは小さい頃かくれんぼうしていても「もしかしたら、見つけてもらえないかもしれない」なんていう不安は感じたことがありませんでした。いかに見つかりにくい場所を探すかしか考えていませんでした。でもそれも、愛着関係発達が順調だったからだとは知りませんでした。

そしてこういう風に「遊びで発達していく」という知識がないと、療育の場に連れて行って支援者の人と子どもが遊んでいても、「ただ遊んでいるだけ」という不満を保護者が抱くかもしれませんね。でも発達の凸凹があるお子さんたちはどうしても遊ぶ機会が少なくなるので、愛着の遅れがより取り戻しにくくなる。愛甲さんが遊戯療法を通じてお子さんたちを癒やしているのは遊びこそが発達への近道だからなんですね。

☆子どもは自分の発達段階に合った遊びで発達していく。
☆一人遊び、二人遊びが向いている子もいる。

遊戯療法の成否を決めるもの

遊びが人間の発達を促すことについては、ピラミッド図式で理解していただいたのではないかと思います。だからこそ遊戯療法に効果があるのです。

でも、遊戯療法でよくならない人もいますよね？

はい。遊戯療法に効果があるかどうかは、ワクワク感があるかどうかにかかっていますね。支援をする方が、それを見抜けているかどうかにかかっています。

ワクワク感？

はい。遊戯療法は、

・各々の発達段階の見立て
・モチベーション

の二つが柱となっています。この二本柱のうちのどちらが欠けても遊戯療法はうまくいきません。

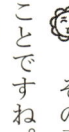

その子のやりたい遊び、その子の発達段階に応じた遊びを選ぶことが大事だということですね。

これまで見てきたように、乳幼児の遊びの発達段階は、下の段階がクリアされると上の段階へと自然に進んでいきます。ですからルールを教えたいといって、ルールのあるアナログゲームをいきなり療育の場に導入しても子どもによっては効果がありません。その子はもっと下の段階から積み上げる必要があるかもしれないのに、アナログゲームをいきなり与えてもワクワクした顔で取り組まないでしょう。自分の発達を促す遊びかどうかは、子どもが知っています。子どもの顔を見てワクワクしていなかったら、別の遊びを考えてあげましょう。

なるほど。遊びにその子を当てはめるのではなく、その子の発達段階に必要な遊びを採り入れる。そのときに遊びのピラミッドが目安をつける役に立ちますね。

興味関心は人それぞれ異なりますので、本人がワクワク感をもって取り組める遊びであれば、発達が促されていきます。その場合のみ、遊戯療法は大きな効果を生むことができると言えます。

何らかの事情によって発達段階に欠けがあった場合、子どもは遊びの中で退行していきます。

退行ってなんですか？

退行は発達の逆戻りであり命の充実です。簡単に言うと「子ども返り」です。発達の欠けの部分まで戻って土台をしっかりすることで自然治癒力を賦活しようと生体が行う無意識の命の充実行動です。

そしてワクワク遊びによって欠けていた発達段階をクリアし、年齢相応の発達段階へと発達していくというのが遊戯療法の特徴でもあるわけです。大事なのは、あくまで子どもが主体だということです。神田橋先生は「ワクワクは三昧である。命の充実である」と言われますが、夢中で遊んでいると「遊びのピラミッド」の欠けの部分まで子どもは自然と下りていきます。

なるほど。押し付けなくても自分で選ぶということですね。

はい。そして治療者を巻き込んで遊びます。遊びによって胎児期や乳幼児期の発達段階の欠けが埋まり愛着形成不全が改善されていきます。こうして発達が促され、ごっこ遊びやルール遊びなどのワクワク遊びを通して自己コントロールができるようになって、周囲からの評価が上がり自己評価も上がって元気になっていきます。

じゃあ遊戯療法をやっても子どもが変わらないのは、子ども主体の遊びではないからですか。

ただ遊んでいるだけに見えるので、遊戯療法は、心理療法のなかで最もレベルの低い治療方法だと誤解されているむきがあります

　エビデンスが出ているとされる治療の場合は、治療方法が明確であるため、治療のやり方がわかりやすく、どうやっていけばよいのかが一目瞭然なわけです。しかし遊戯療法の場合は、エビデンスが出せないことから、治療者一人ひとりにすべてが委ねられており、専門家でない素人がすぐれた治療者となったり、ベテランの治療者がぜんぜん治せなかっ

たりと、治療者側でさえどうしたらよいかわからない曖昧模糊たる治療方法なのです。

ある治療者は、重篤な虐待を受けてきた子どもとカードゲームばかりしていました。その子どもは、いつまでたってもよくなりませんでした。それはカードゲームが、その子が必要としている遊びではなかったからです。しかしその治療者自身カードゲームが大好きだったことから最後まで遊びを変えることはありませんでした。

またある治療者は、「ルール遊び」こそが、子どもの社会性を育てる遊びであると信じて疑いませんでした。そのため、毎回、ルールを決めて遊んでいました。しかし、ルールを自分から守れるようになった子どもはいませんでした。治療者側がルールを決めて子どもに守るように伝えていましたが、その時だけは守れても、家や学校で守れるようになった子どもは一人もいなかったということです。

村瀬嘉代子さんは、すぐれた心理療法家として有名です。村瀬先生のすごいところは、相手の発達段階の欠けを一瞬で感知し、「見立て」ることができるところです。ワクワクする時間を共に過ごしているうちに相手の症状は改善していきます。

治せる治療者の共通点は、「見立て」る力があるところです。発達段階の欠けを一瞬で感知し、どのような治療が有効であるかを瞬時に判断する力が備わっている人が優れた治療者であると言っても過言ではないでしょう。

その「見立て」の力をつけるために、先ほどのピラミッドが役に立ちますね。専門家の場合には多くの人を見立てる能力が必要でしょうが、自分や自分のお子さんを治したい場合にはもっと限定的でいいわけですよね、見立て能力も。その参考にしていただけるといいですね。

「見立て」の能力をつけるためには、退行状態に出入りし行き来できるしなやかさを身につけることが大切です。それは神田橋先生に教えていただいたことです。しなやかさは、症状や障害にのみ意識を向けるのではなく、命への援助を中心に置くところから生まれてきます。

なるほど、命への援助ですね。「その人が健康になったらどういう姿だろう」と思い描いてくれる治療者に出会うと皆さん治っていきます。愛甲さん自身が生きづらさを乗り越えてきたことも、人としてのみならず治療者としての修行になっていたのですね。この本を読んでいらっしゃる読者の中には、支援者側も多いと思うので、そういうしなやかさを身につけるヒントが他にもあったらお願いいたします。

お勧めなのが傾倒できる雰囲気のお師匠さんに習うことかと思います。私の場合は

神田橋條治先生と村瀬嘉代子先生といった雰囲気が全く異なる先達に訓練分析を受けてきましたが、見よう見まねで「見立て」の力がついてきたように思います。
単なる遊びこそが、実は子どもの発達を促すうえで最良の治療方法であるわけですが、単なる遊びである遊戯療法は、子どもが主体となって己の発達課題をクリアしていくものでないと効果がないことから、自然体になれない、雰囲気を感知できない治療者にとっては難しい治療方法とも言えるわけです。

なるほど。そこにも治療者が自分に退行を許すことが必要な根拠がありそうです。

「言葉」によるアプローチの必要性

これまで見てきたように、お子さんのうちは、遊びがかなり効果があります。遊びのみで治っていくかもしれません。

それはいいですね。

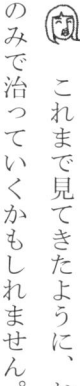

でも、愛着関係の発達の遅れを取り戻さないまま大人になった人にはやはり、身体アプローチだけではなく、言葉でのアプローチも必要になります。

最終的に身体が変わらないと苦しみは取れないでしょう？

そうなのですが、身体を変えるためにも言葉のアプローチが必要になります。
次の部では、大人の愛着障害について学んでいきましょう。
そもそも愛着障害を治さなくてはなぜ現代社会を生きられないか。そのあたりもお話ししたほうがいいでしょうね。

よろしくお願いいたします。

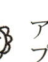

第三部

愛着障害に手遅れはない

大人の愛着障害を治してほしいわけ

さて、ではこの章では、

・愛着障害を抱えたまま大人になって
・生きづらくて
・子どもと違って、もはや遊びだけでは治らない人

がどう問題を解決していいか、愛甲さんの知見を皆さんにお届けしたいと思います。

なぜ大人に愛着障害の問題を解決してほしいかといえば、大きく言って社会を良くしたいからです。親になった人、支援者になった人が次世代に与える影響ももちろん大事ですが、今の社会でも愛着の問題、見捨てられ不安を抱えた人が減れば、社会全体でたくさんのいざこざ、つまらない問題が減るだろうと思うからです。

というわけで愛甲さん、よろしくお願いいたします。

よろしくお願いいたします。

愛着障害と発達障害の区別

最初に触れたように、完璧な家庭もなければ、完璧な脳を持って生まれてくる人もいない以上、愛着障害は発達障害と同じように誰でも多かれ少なかれ持っているものだと思います。これまで見てきたように、様々な症状のベースにあると思われます。そういう意味では、発達障害と同じように考えています。

では発達障害と愛着障害は、分けて考える必要があるのでしょうか？　分けられるものなのでしょうか？　分けられるとしたらどのように区別できるのでしょうか？

発達障害は脳のシナプスの不具合が原因の発達のアンバランスであり、愛着障害は愛着関係発達の欠けが原因の発達のアンバランスです。

なるほど。どっちも発達のヌケには違いない。でもそれがシナプスのつながりが悪いところに原因があるか、愛着関係発達のヌケなのかが違うということですね。

両者は異なるスペクトラムですが、杉山登志郎先生が児童虐待（愛着障害）を発達障害のひとつに分類したように、状態像には多くの共通点があります。（編注：参考図書『子ども虐待という名の第四の発達障害』学研プラス）

そうですね。

発達障害の人に愛着障害が生じやすい理由は、発達のアンバランスが原因で養育者との間に愛着形成不全が生じやすいからです。

一方で愛着障害の原因は広範囲にわたっていて、人災や自然災害によるトラウマ、発達障害、不適切な養育環境、子宮環境による胎内トラウマなど諸々の要因が考えられます。

なるほど。土台そのもののバグ、というところでは発達障害と愛着障害は似ているのだけれど、その原因が違う。発達段階のどこをやり直せばいいかというとき、愛着障害の発達段階をたどり直した方が速い人もいるのですね。

☆愛着障害と発達障害は、原因が違う。

☆どこをやり直せばいいか、その発達段階を考えるときのピラミッドが違う。

☆両方とも退行に効果がある。

「胎児性の愛着障害」という考え方がシンプルな乗り越え方に導く

はい。発達障害などの人でも、愛着障害から手当することで、生きやすさを獲得するのが速くなることも多いようです。

とくに「胎児性の愛着障害」というものの存在を知ると、今までよりシンプルに様々な苦しみを乗り越える道が開けると思います。

そうなのですか？

はい、たとえば、統合失調症の人に「胎児期の愛着障害がある」と仮定してみましょう。そうすると、神田橋先生の「自閉の利用」（一九七六）（『発想の航跡』194〜228ページ）がいかに優れた治療方法であるかが改めてわかります。混乱した脳を薬で鎮めて、刺激の少ないひとりでいられる環境を提供することが急性期の統合失調症の人には必要であるということは、母親の胎内に似た保護された環境で過ごすことで安心が生まれ、その後の発達につながるからでしょう。

なるほど。

またひきこもりの人に「胎児期の愛着障害がある」と仮定すると、「自閉の利用」が必要なことがわかります。愛着形成不全にどうにか折り合いをつけようともがき苦しんでいるうちにひきこもりになり、母親の胎内に似た環境に身を置くことになったと考えると辻褄が合いますね。ひきこもりから脱する際に主体性が重視される理由は先ほどの「愛着形成図式」から説明ができます。

だからやたら表に出ることを促すような手段、しばしば行政受けがいいそういう手段の前に、やることがある人もいるわけですね。それは、放置とは違う。放置するのではなく、さかのぼって育て直す必要があるということですね。

そうです。そして発達障害の人に愛着障害があると仮定すると、「発達する」ことの重要性が理解できます。

発達することの重要性、とは？

発達障害の人は、発達しようという営みの中で生きやすさを獲得していくということです。

　発達障害があることで、胎児期の恐怖麻痺反射が残存したり、感覚過敏による愛着形成不全が生じたりしやすいわけです。だからこそ、シャンパンタワーを満たしていく活動が重要な意味を持つことになります。

なるほど。

シャンパンタワーを満たしていく活動をし、愛着障害を乗り越えた先に生きやすさがあります。そのためには言葉以前のアプローチで退行し、育ち直しをしていくことが大事です。だからこそ言葉以前のアプローチで発達障害者は発達するのだし、発達し続けるところにこそ生きやすさがあるのでしょう。

発達障害者が発達していく、しかも身体アプローチで発達していく理由がわかったわけですね。

そして人格障害と呼ばれている人たちの中に、愛着関係の発達段階を抜かしている人が相当いるように思えます。ということは、人格障害の人たちは発達の可能性が十分残されている愛着障害だということですね。現在、医療は、人格障害の人たちに対して無力な面があります。「厄介な症例」として手をこまねいていることも少なくありません。そのような現状より、「胎児期からつらなる成育歴のどこかに愛着関係の発達遅滞があった」と仮定した方が、治す手段があるし、治っていくものだという希望を持てます。医療で人格障害が治せないのは、薬や画一的な対応では治せないのが愛着障害だからでしょう。

人格障害と思われるような症状の人がいたら、愛着関係の発達をたどってみてそこに戻ってみればいいわけですね。

はい。そして有効な退行の仕方は、一人ひとり違うのです。それは遺伝子が違うし、体験世界が違うからです。

☆発達障害者は発達する。
☆発達のための課題は一人ひとり違う。
☆それは体験世界が違うからである。

「思春期のもがき」は自己治療である

野生動物には愛着障害が見られませんが、それは本能に従って子育てをしていれば、一人前の大人になれるからです。人間に愛着障害が生じやすいのは、人間だけが関係発達段階をクリアしていかなければならない動物であり、思春期を通過することによってようやく大人になることが許される文化的社会的動物だからです。ちなみに思春期は、人間にのみ存在していて他の動物には見られない発達段階なのです。

これまで愛甲さんが何度も、「思春期に起きてくる問題は自己治療」だということをおっしゃっていて、それがどういうことなのかわからなかったんですけど、思春期には、それまでの発達のヌケを埋めようというもがきが現れるのですね。それが思春期の問題なのですね。ということは、自分でも無意識のうちに発達しようともがいている。

そうなのです。そして症状が消えれば、発達する力は発揮されやすくなります。

それもこの数年たくさんの方たちの中に確認してきましたね。もがいて、方法が見つかって、身体がラクになったり親との関係に改善がみられたとたん、憑き物が取れたように一次障害と思われた苦しみさえも治っていき発達していく人たちの姿を私たちはたくさん見てきましたね。

そういうことですね。

☆思春期の問題行動はそれまでのヌケを埋めようとするもがきである。

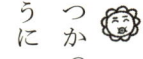

対象に支配されなくなると治療は完成する

そのためのヒントは多ければ多いほどいいと思います。

思春期以前の子どもの場合、前述したように「遊び」がかなり効果があります。けれども愛着障害を抱えたまま思春期を通り過ぎ、そのまま大人になってかなりこじらせている場合、子どもより手ごわい愛着障害を抱えることになります。そのときには、やはりどうしても言葉による介入が必要なのです。

そうなのですか。じゃあ、自助グループとかもそういう意味で場面によっては有益なのですね。

依存症などは自助活動がさかんですね。そして依存症は愛着障害のひとつの現れです。依存症の治療のひとつに、当事者同士で支え合うグループワークがあります。

　アルコール依存から脱したいと考えている人たちが集まり支え合いながらアルコールを断つことと、アルコール依存から脱した人が自らの体験を伝え、どうやったらアルコールに依存しなくても生活していけるかについて伝え支えていくやり方です。これは言葉中心の愛着障害の治療方法です。

神田橋先生はアルコール依存の人がアルコールをおいしく飲めるようになることが肝心だと考えていることからアルコールを完全に断つことは勧めません。

アルコールを人生のワクワク感を伴う楽しみにできれば、アルコール依存は治るからです。対象にしがみつき支配されている状態から対象を楽しめる状態になることが大切なのです。

アルコールの善悪を知り尽くした人が共同していくことが必要であり、これは言葉による治療です。

アタッチメント形成不全に支配されている状態が愛着障害であるとするならば、対象に支配されずに自分らしく生き生きと生きていけるようになれば愛着障害の治療は終わります。

なるほど。

その他のすべての依存症についても同様のことが言えます。摂食障害は食という対象への依存ですが、拒食症についても過食症についても食事を楽しむことができるように

なればそれでよいわけです。

そうか。摂食障害の人にとっては、食は苦しいものなんですね。藤家寛子さん（『自閉っ子、こういう風にできてます！』等著者）はかつて、は私から見て「食を嫌っている」ような感じでした。食べ物だけではなく、食べるという行為も嫌っていたように見えました。それが不思議だなあと当時思ったので、よくわかります。生きていくのには食が絶対に必要なんだけど、それがつらそうでした。今は食を楽しんでいます。

はい。要するに、対象との関係を完全に断ち切るのではなくて、対象に支配し支配される縦の関係から、楽しみあえる横の関係へと変化していくことが大切なわけです。

　対象にしがみつき・飲み込まれる縦の関係から、互いを尊重し合える横の関係へと変わっていくことが望まれます。

それが治療の完成なのですね。

そして言葉による治療でも、実は雰囲気が大切な役割を果たしています。

ああ、たしかに。その場の雰囲気、あるいは治療者の雰囲気というのは予後を大きく左右しそうですね。

☆対象との関係を断ち切るのではなく、対象に支配される関係が終われば、治療は完成する。

☆言葉による治療でも、雰囲気が大事。

どのような治療法があるか

専門家の方たちは人を癒すためにご自分も様々な手法の勉強をされていると思うのですが、愛甲さんとして今までお勉強してきた中で愛着障害の人におすすめのものはありますか？

■フォーカシング

フォーカシングなどはどうでしょうか。

フォーカシングは、ジェンドリンが創始した「自分の身体にたずねる」心理療法です。アルコール依存の人が自分の身体に「このお酒はおいしいですか」ときいてあげることで、その人の内側に主体性が育っていきます。

お酒ならいつでもなんでも飲みすぎてしまう、というのではなく、その都度自分の身体にきいてあげることで、そのお酒が今必要かどうか自分で決められるわけですね。

はい。摂食障害の人の場合は、「これはおいしいですか」と自分の身体にきいてあげることで、食事をおいしく食べられるように変わっていきます。特に症状がない人もフォーカシングを行うことで、生き生きと生活できるようになります。

いいですね。良い本があればご推薦ください。

『マンガで学ぶフォーカシング入門――からだをとおして自分の気持ちに気づく方法』（村山正治＝監修／誠信書房）がわかりやすいと思います。実はこの本は神田橋先生から推薦していただいたものですが、私も読んで実践してみてフォーカシングの基本がよく理解できました。

■内観法

あと、内観法もいいですね。日本人の僧侶の故吉本伊信によって開発された自己観察法です。父母、祖父母、兄弟、姉妹、配偶者というような身近な人に対して、

・していただいたこと
・して返したこと
・迷惑をかけたこと

という三つの観点で小学校低学年から年代順に具体的なエピソードを思い出し、自分自身のことや身の回りの身近な人々との関係をありのままに見直すことで、「どんな境遇になっても喜んで生きられる精神状態を身につけること」つまり、どのような境遇でもワクワク生きられる状態を会得し、環境や条件に左右されない幸せを手に入れることを目的とする

ものです。

ああ、それを意識的にやらなくてはいけない人もいるんですね。

意識的に、とは？

私はこの本を作っている半年前くらいに実父を亡くしました。思い出はたくさんありますし、やりたいことに物心両面で父にはいつも応援してもらいました。でも、父を亡くした時に真っ先に蘇って「ありがたかった」と思った記憶は、幼い頃夢中になって遊んでもらったことなんです。それこそが、私の土台を作ってくれた時間、きらめくような時間だったとわかったんです。そして不思議な話ですが、「自分は一生幸せ。一生大丈夫」という自信のようなものが湧いてきたんです。その記憶が蘇ったことで。

そういう記憶が自然に蘇るのが、力のあることなんです。

そういうのを、内観法とかでは後付けでやるんですね。

そういうことです。

浅見さんは、発達障害関係者が「発達障害は一生治らない」という説を共有していた中で「なんとか治る方法はないのか」と模索し続け、本にしてきました。その途上で「一生治らない」と信じている人たちから非難されてもたじろがなかったのは、育ちの中で愛情に恵まれて愛着の土台がしっかりしていたからです。

「見捨てられ不安」というのは持ったことがなかったです。もう本買わないぞ、みたいな脅しもさんざん受けましたが、全く怖くなかったです。やるべきことをやっていれば絶対生き残れると思っていました。

それは育ちの中で、誰かの顔色を伺う必要がなかったからですね。

そうではなく、どうしても他人の評価に支配されているとワクワク感を伴う生き方がしづらくなります。内観法では、言葉の概念獲得以降の関係性をたどることで、一歳頃までの愛着障害を治すことができます。

つまり言葉を介してだけど、治しているのは言葉以前の愛着障害なのですね。

そういうことになりますね。

ということは愛甲さんのおっしゃる「言葉を介してしか治らない」というのは、「大人になってこじれたあとでは土台の作り直しも（子どもと違って）遊びだけでは足りないことがある」ということですね。思春期に自己治療としての問題行動が出て、それでもなお「基底欠損」や「見捨てられ不安」を保持している人の場合は。

そういうことです。

ということは大人でもそれほどこじれていない人の場合には、遊びが有効ですよね。

そうです。日常的な退行はリフレッシュにつながるでしょう。レクリエーション等を通じて仲間とつながっていき、社会性が発達するということは、大人でもあると思います。

けれどもたとえば機能不全家庭に育ったり、はっきりと虐待のようなものがあったり、子どもをペット化して自分の思い通りになる物のように扱う親に育てられたりして深刻な問題を持ち、その問題を解決できずに大人になった人には、どうしても言葉やイメージによる介入も必要になります。

そうか。でも、それほど深く理解している支援者が圧倒的に不足していると思うのですが。

愛着の発達にも段階がありシャンパンタワーのように満たされては次の段階に行くというプロセスで発達していくということを治療者側が理解していく必要があります。そういう人が増えてほしいというのがこの本を出す目的のひとつですね。でも当人にも自分でできることがあります。

レクリエーション、すなわち「退行」などはその最たるものですね。

それに、先ほど触れたフォーカシングと内観法は、自分一人でできる心理療法です。

言葉を通してではありますが、その時の温かさや匂いや言葉のひびきなどの雰囲気を思い出してイメージすることができると、赤ちゃんだった時の自分とお母さんとの関係にまでさかのぼることができるかもしれません。胎児期と授乳期の赤ちゃんに言葉は存在していません。雰囲気や心地よい体感などが赤ちゃんのコミュニケーション手段となっていました。だから胎児期や授乳期のトラウマを抱えている人たちには、言葉にならない不全感があります。

それを解消するために、子どもの場合には「遊び」が有効である。というより、「遊び」だけでかなり治る。でも大人になるまでそれを引きずっている場合には、言葉による介入が必要なわけですね。でも、それは最終的に身体を変えていませんか？

そういうことだと思います。身体がラクになっていくことは、愛着障害の治療にとって糸口となります。

わかりやすく説明するために、愛着障害を治すために必要な糸口をあげておきますね。

よろしくお願いいたします。「治る」につながる糸口を、私たちは「芋づるの端っこ」と呼んでいます。初めから全人格的に治る、というと不可能なことに思えますが、治しやすいところから治ると、どんどん生きやすくなっていって、自分らしく幸せな人生が歩め

るようになるようです。つまり、芋づるの端っこをつかむとどんどんお芋が収穫できる感じです。

愛着障害にも芋づるの端っこがあるのだとしたら、それを知りたいです。

愛着障害を治すための芋づるの端っこ

とりあえず箇条書きにしましょう。愛着障害を治す芋づるの端っこにはざっと十五個ありますね。

① 愛着形成段階の理解

② 遊びの発達段階の理解

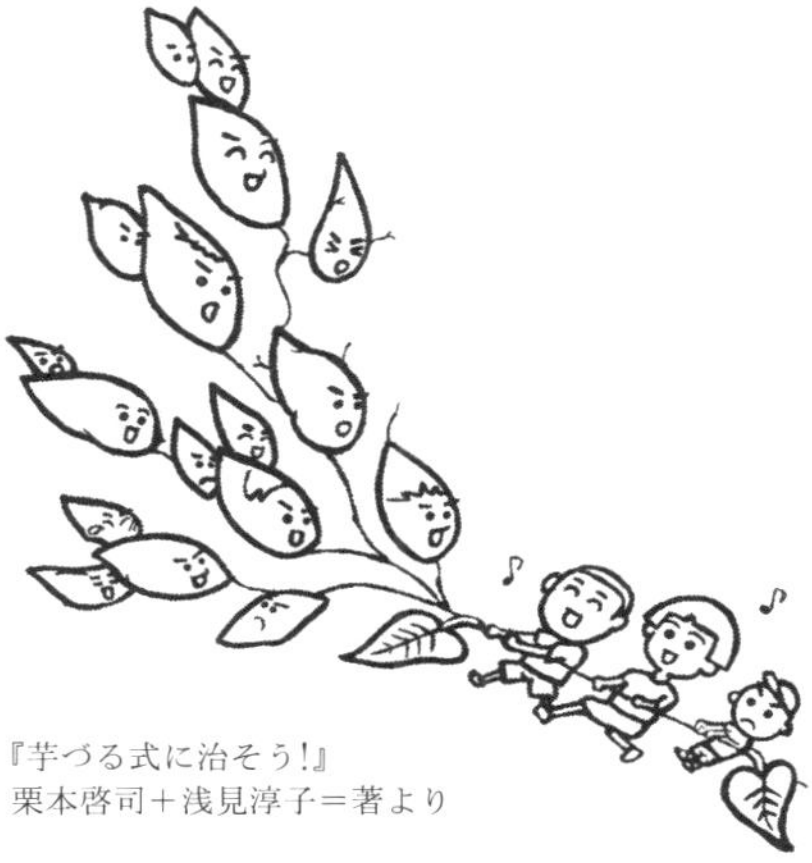
＊『芋づる式に治そう！』栗本啓司＋浅見淳子＝著より

③　保護的雰囲気（退行を妨げない）
④　言葉のひびき
⑤　信頼関係（愛着関係）の再構築
⑥　フラッシュバックの改善
⑦　過緊張の軽減
⑧　身体がラクになる
⑨　気持ちがラクになる
⑩　選んで決められるようになる
⑪　「ノー」が言えるようになる
⑫　適度に甘えられるようになる
⑬　文字・数字支配からの脱却→座禅、森林浴、海水浴、音楽三昧、旅など
⑭　想像力（相手の気持ちの理解）の育成
⑮　援助者側の愛着障害の自覚

なるほど。一つ一つ説明していただけるとありがたいです。

はい、わかりました。

愛着障害を治す芋づるの端っこ①

愛着形成段階の理解

これは文字通り、自分が（あるいは支援している相手・子どもが）愛着形成のどこにいるかを見極めることです（「愛着関係の発達ピラミッド」52ページ参照）。

それには「段階がある」ということを知っておかなければいけませんね。ということは、この本を読んだ方はこの条件はクリアしますね。

そうですね。愛着形成段階のどこに欠けがあるかによって、治す方法が大きく異なることになるので、自分が（あるいは支援している人が）どこにいるかを見極めるのはとても大事です。

というとまた、「正解を探さなきゃ」と必死に正解探しをする人もいるのですが、気楽に考えてあたりをつけて試行錯誤すればいいんですよね。愛甲さんみたいな方が手近にいる人は支援者の力を借りればいいし。

そういうことです。

愛着障害を治す芋づるの端っこ②

遊びの発達段階の理解

これも道筋は一と同じです。大人でも退行した時間と対外的に意味のある活動する時間を自由に行き来できる人が健康な人だと言えます。

だから今の自分に必要な遊びをとことんやってみること。恥ずかしがらずにやってみるといい、ということですね。

そうです。

愛着障害を治す芋づるの端っこ③

保護的雰囲気（退行を妨げない）

これは関係発達には段階があるということの理解です。それを理解していれば、実年齢より遅れていれば思い切ってさかのぼって育て直すという発想ができるようになります。

そしてそれは甘やかしではないんですよね。段階に応じた発達保障なんですよね。

そうです。退行を許すのです。ただし忘れてはいけないのは、あくまで将来は見据えるということです。

将来を見据えるからこそ、必要な退行を許すのですよね。でもそれは通過点ですよね。人生は消化試合ではないから。

私は福祉の世界が当事者の人生を消化試合みたいに扱うことに不満を抱いてきましたが、それは支援者の中の愛着障害に由来するものなのかもしれませんね。支援者たちも退行がしたかったんではないでしょうか。でも健常者とみなされている以上、社会的に許されなかったのかもしれません。だから弱者とみなされている人たちに関しては、退行をさかんに主張するのかもしれません。でも、退行しっぱなしが最終目的ではないんですよね。

支援者が愛着障害を乗り越えておくことは、大切なことなのです。治すためにこそ、必要なことなのです。それは後でご説明しましょう。

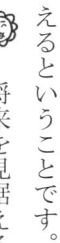

愛着障害を治す芋づるの端っこ④

言葉のひびき

そして言葉で治すとき、実は情報だけではなく、言葉のひびきがとても大事になります。これは支援者が気をつけておかなければならない点です。

ああ、愛甲さんもそうですが、優れた支援者の方たちって声がいいですよね。美声、というのでもなく（もちろん美声の方も多いですが）、やさしい、というのでもなく、「言葉のひびき」が確かに心地いい方が多いです。

そして発達障害の人たちの多くは、驚くほど声に敏感です。一般の人が顔で人を判断するように、声で人を判断したりしている気がします。

それが必要なのですよ､過敏な人にとっては。声で人を判断することが必要なのです。

なるほど。

神田橋先生は診察の時、患者さんを呼ぶ際に診察室から出て「〇〇番さーん」と呼ばれるでしょう。神田橋先生の優しい凛とした心地よいひびきが病院全体を包みます。

良い言葉のひびきには相手を尊重する気持ちが含まれています。

神田橋先生の心地よい声で呼ばれるだけで患者さんは不思議と元気になります。

最近の病院ではマイクを通して患者さんを呼ぶのがあたりまえになりました。マイクを通すと言葉のひびきが機械音に変わって温かみが消えますね。


それどころかしばしば読者の方からきくのは、医師が患者である子どもを見もしない、あいさつもしないという現実です。一方でもちろん子どもにきちんとあいさつするドクターもいて、どっちが治療効果があるかというと、当然あいさつをする医師だそうです。でも医師とか支援者だけではなく、保護者の言葉のひびきも大事ではないでしょうか。私は保護者が自分の子に怯えすぎて雰囲気が悪くなっているのをよく見ます。そういうのも言葉のひびきに関係してこないでしょうか。


保護者に恐怖麻痺反射が残っていると、子どもにも緊張が伝わって愛着形成不全が生じやすくなります。

愛着形成不全がある人にとっては、言葉の内容が良いか悪いかよりも言葉のひびきの良し悪しの方が重要となります。赤ちゃんは養育者との間の雰囲気で愛着形成を行っていくので、言葉のひびきがとても大切なのです。

言葉でいくらきれいごとを言っていても実体が伴っていなければ、愛着形成不全がある人は瞬時でそれを見抜きます。

褒められても嬉しくないのは、相手が喜んでいないことがわかるからです。

相手が嬉しくて自然と出た褒め言葉であれば、言葉のひびきは良いものになります。

良い言葉のひびきは人々の心を育て愛着形成不全を改善させる力を持っています。

愛着障害を治す芋づるの端っこ⑤

信頼関係（愛着関係）の再構築

治っていく過程では、信頼できる他者との出会いがあります。

例えば実家では愛着形成がうまく育たなかったけれど、結婚生活の中で愛着障害を自然に癒していく方は割と多いですよね。

他人でもいいのです。私から見ると、藤家寛子さんと浅見さんもそういう関係に見えます。藤家さんは浅見さんと会ったことで、社会が怖くなくなったと思います。

そうですか。

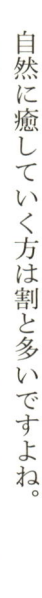

藤家さんも以前は、ご家庭の問題がありました。それを乗り越えたことで、仕事にも私生活にも生き生きと取り組む今の藤家さんがあると思います。

先日ご家族との問題を講演で話してもらいました。その内容があまりによかったので文章にまとめてもらいました。愛甲さんにも読者の皆様にも読んでいただきたいのでここに載せておきますね。

家族との絆を取り戻すまで ～親子の愛着問題に決着をつける～

藤家寛子

私には愛着の問題があった。

というか、それ以前に、親から愛情を注いでもらったことがないように感じていた。

私はとても寂しい子ども時代を過ごした。

どうしてそういう風にしか育てなかったのか。

自分の育ち方を振り返る時に私がしたのは、両親の育ち方も振り返るということだった。

愛情を注いでくれる側の育ち方がどういうものだったか。

それを知ることがなんだか大事な気がして、誰に言われたわけでもないが、父と母の育ち方を振り返るところから始めた。

本にも書いたが、私は両親から愛されていないと思い込んで子ども時代を過ごしてきた。

もちろん、自閉っ子的なものの感じ方が影響してそう感じていたところもあるが、実際に与えられる愛情は乏しかったことも事実だった。

なぜそうなったのか。

私なりに理由を考えた。

両親は子どもが欲しくなかったのに授かってしまったのだろうか？

聞くと、そうではないという。

私が母のお腹に入っている間、生まれてくるのを楽しみに待っていたらしい。

まっさらなアルバムを買って、たくさん写真を貼れるように準備もしていたという。

だったら、なぜ生まれてきた私はあまり愛情を受け取れなかったのか？

それは、私側の問題というより、両親が抱えている育ち方の問題だった。

両親は、ともに、子ども時代愛情に縁遠い生活を送っていた。

まず、父は自分の父親が結核だったため、幼い頃から一緒に暮らすことができず、里子状態で暮らしてきた。

病気の父親の看病のため、母親とも距離を置かなければならず、本当の両親のもとに戻れたのは、小学校に入ってからだという。

愛着形成の年頃を、寂しい思いをして育ち、その後も、自分がしっかりしなければ生き残れないと思い、ずっと気を張って生きてきたという。

甘えることを知らず、人にも自分にも厳しすぎる父の性格はそうやって生まれた。

嫌われたら生き残れない。

そう考えてきた父はやたら芸達者な子どもで、近所で唄っては、よくおひねりをもらっていたらしい。

一人で生き抜かなければいけない。

強さと賢さは仇になり、父は誰にも甘えられずに大きくなっていった。


一方母は、両親に構われずに育った。

私の母方の祖母は、いわゆる子どもに興味のない人だったようだ。

五人兄弟の真ん中に生まれた母は、自分の父親を十五歳の時に亡くした。

それまでは、父親の愛情を受けてきたらしいが、それでも仕事で多忙だったため、本当に時折しか接することができなかったという。

母の実家は造り酒屋で、お手伝いさんがたくさんいたらしいが、母はどちらかというとそのお手伝いさんに育てられたらしい。

母親のぬくもりを知らない私の母。

それは、母親としての接し方を知らないということにつながった。

そう。

私の両親は、どちらも本当に幼い時代を実の両親からの愛情を受け取ることなく育ってきている。

家庭のぬくもりに縁遠い人たちなのだ。

父は、子どもの時のことをよく覚えている。

でも、その思い出の中には、私の祖父や祖母はあまり登場しない。

幼い頃、一人で登山をしたとか、親戚の家に行くときにバス停で足袋を落としてしまい、一所懸命探した話とか、父一人しか登場しない。

近所では乱暴者で有名だったとか、自慢げに話すが、父は本当のところ、寂しかったのではないかと思った。


母は、子どもの時の記憶があまりない。

だから、聞かされる話がいつも同じもので、よっぽど思い出がないのだろうなと思った。

そんな二人は、どちらも温かい家庭を夢見ていた。

二人はとても仲が良い。

お互いを思い合っている。

でも、悲しいかな、子どもに対しての愛情の注ぎ方を親から受け取れなかった人たちだ。


二人が結婚して、私が長女として生まれた。

生まれた時は本当に喜んでもらえたのだろう。

写真がたくさんあるし、乳児期の頃のおもちゃや洋服はわりと最近まで残っていた。

でも、私が大きくなるにしたがって、接し方が分からなくなってきた両親がいた。

最初に音を上げたのは父の方だった。


父は子どもが苦手だ。

そして、私が生まれた頃はすでに仕事が多忙で、本人のキャパも超えていた模様だ。

感情がうまくコントロールできず、泣く私に手をあげるようになった。

わずか一歳に満たない子どもに手をあげるようになり、母は恐怖を感じたという。

そのことで度々ケンカするようになったらしい。


はっきり言ってその頃の父は怒ると化け物のように怖かった。

母は自分の身を守るために父に逆らわないようになった。

私を守ってくれる人がいなくなった。

母は子どもが嫌いだったわけではない。

ただ、私は初めての子どもで、なかなか接し方を教えてくれる人もおらず、育児書を片手に育てたという。

父の母親、つまり母にとって姑である私の祖母は、性格がいいとは言えなかった。

父が留守の家で孤立することが多く、母は妻と嫁に徹することで精いっぱいになっていった。

それでも、母なりに愛情を注いでくれていたと思う。

それに、私には祖父がいた。

祖父が私に一生懸命愛情を注いで育ててくれたので、私は愛着形成ができた。

愛着形成に重要な時期、私は祖父の愛情に包まれて、大事に育てられた。

だから、まったく愛情に飢えた、と言わずに済んだ。

大人になってからやり直しがきいたのは、この頃の愛着形成の土台作りが上手くいっていたからに違いないと思っている。


しかし、その祖父も私が五歳になる前に他界したため、その後、私は愛情の注ぎ方を知らない両親のもとで、負の連鎖を受けながら生活することになった。

私が小学校に上がる頃には、父はあまり家にいない状態だった。

当直に出張、残業であまり会う時間がなくなった。

たまに会うときは、決まってケンカするようになった。

私の反抗期は三年生の頃には確立されたものになり、ケンカしない日はないくらいになっていた。

母や妹は、いつか殺し合いが始まるのではないかとヒヤヒヤしていたという。

私が覚えている父の記憶は、決して私と向き合おうとしない、固まった背中だ。

いつも背を向けられ、とても悔しかったのを覚えている。


父に比べると、母の方は幾分愛情深かった。

ご飯の作り置きや、学校に提出しなければいけない縫物など、一生懸命、仕事の合間を縫ってやってくれた。

それが愛情ある行動だと私が知ったのは、ずいぶん後になってからだが、母はそういうことをやらなかったことはない。

いつも家族のために何かしている人だった。

母は自分の実家で働いていて、そこで過ごしているときはとても優しい人だったが、家に帰ってくると冷たくなった。

私はいつも思っていた。

「実家ではこんなに笑う人なんだ」

「こういう顔するんだ」

驚くことばかり。

私はその差についていけなかった。

こと、父と私の問題になると、決して助けてくれようとはせず、私は母を冷酷な人間だと思うようになった。

ある意味、父よりも母のことを恨んだ。


しかし、私の両親にばかり問題があったわけではない。

そもそも、私は愛情を感じにくい性質を持っていた。

幼少期、母がいなくなっても探そうとせず、自分から抱っこやおんぶをねだることは少なかったという。

物心ついた時は、すでにシナリオのある世界に住んでいた。

祖父と築いたような信頼関係は、両親とは築けなかった。

少なくとも、祖父が生きていた頃は、人間を怖いと思ったことがなかった。

受け取る側に問題が生じ、両親の愛情を感じられなくなった恐れがないとは言えない。

祖父が生きていた頃に自然にできていたことが、その後できなくなった可能性もある。

祖父の死は、多大なストレスになった。

それは家族にとっても同じで、その後父はさらに仕事に打ち込むばかりになったし、祖母の母いじめはひどくなった。

母は感情を出さなくなっていったし、私はそれを敏感に感じ取っていた。


しばらくして幼稚園に入園し、それまでの環境とは全く違う暮らしになり、私が受けるストレスも増えた。

観察力だけは鋭かったため、違いを過敏に感じ取り、次第に関わる人と距離を置き始めた。

もともと愛情の類を感じる力が弱かったが、加えて人を怖がるようになり、極端な人見知りになっていった。

また、人の気持ちという目に見えないものを理解することがとても難しく、愛情の尺度が物の価値、分かりやすく言うと、値段になっていった。

だから、私に愛情をかけている、という証明は、いつも物を与えてもらうことで理解していた。


私には妹がいるが、平等に愛してもらっているということを証明するためには、同じ価格の物を与えてもらうしか理解する方法がなかった。

どれだけ衣食住に不自由させないかが愛情の証になり、どれだけ金品を与えるかが思いやりのバロメーターになってしまった。

高額な品をもらうと、安心する。

いつの間にか、それが当然になっていた。

どれだけ物質的に恵まれているかが愛されているかの証明になったため、無駄に物をねだる子どもだったと思う。

与えられないと、とち狂ったように怒りだしたし、妹と金額に差をつけられると、愛されてないと大騒ぎをした。

そういうことが度々あった。


高校入学の時、腕時計を買ってもらったのだが、私のは一万円だった。

三年後、高校に入学した妹の腕時計は、一万五千円。

五千円も差があったのだ。

私はその差は何なのか、両親に説明を求めた。

私を愛していないから。

私より妹が可愛いから、五千円の差があるのか。

鬼のような形相で問いただした。


両親は私が値段で愛情をはかっているとは知らず、バカなことを言うなと怒鳴られた。

後々分かったことだが、その時は、店に置いてある時計でその一万五千円のものが一番安かったらしい。

でも、私にはそういう事情は関係なかった。

金額に差があるのは、愛情に差があるから。

そういう風にしか受け取れなかった。


そうやって思春期を過ごし、病弱さが最高潮に達したのが高校生の時だ。

私がほとんど寝たきりになっても、父は私と向き合おうとしなかった。

すべてを母に任せきりで、出張ばかりでかけていた。

私の中には、多分ずっと愛されたい願望があったのだと思う。

そのために、向き合ってくれない父が憎く、助けてくれない母を恨んでいたのだろう。

だが、そのことに自分自身が気づけなかったため、へんてこりんな家族関係を続けていた。


高校三年生の時、ついに私の堪忍袋の緒が切れ、父に殴りかかったことがあった。

父は誰のおかげで生活できていると思っている、と言っただけだった。

それが、心底悔しかった。

大人になれば、こんな親こっちから捨ててやる。

そう思った。

歯がゆい。

こんな奴らなんて死ねばいい。

私はそう思うようになった。


大学生になり、家を出て私はすっきりするはずだった。

でも、身体の弱さは相変わらずで、学生生活もままならず、私は度々実家に戻ってきていた。

家族の仲は冷え切っていた。

父は疲れすぎていたし、母はノイローゼ状態。

私は私で死にかけていた。


大学に入った頃、今通っている病院にお世話になることになり、そこで今の主治医に出会った。

初めて出会った、信じられそうな他人だった。

数年間、同じ状態で過ごし、一進一退を繰り返した。

正式に大学を中退し、家に戻ると、闘病生活が始まった。

父とは相変わらず悪い関係が続いていた。

小さい頃からなんの不自由もなく生活させてきた娘が、なぜ精神を病んでいるのか。

父はそれが許せないようだった。

しかし、事実弱っていく娘を目の前に、大分まで車を走らせ迎えに来てくれたり、経済的な支援をやめるようなことはなかった。

そして、そんな父を見て、私は、少しは思われているのかもしれない、と感じるようになった。

闘病生活が始まると、それまで、仮病だとか、気の持ちようだとか言われていたのが、これは本当に死ぬかもしれない、という扱いに代わり、初めて身体を労わってもらえるようになった。

お風呂に入れてもらったり、ご飯を食べさせてもらったり。

そういうことがあり、だんだん家族との間に、これまでより深い関係性が芽生えた。

特に、母とは高校時代からずっと通院を一緒にしていたので、父よりは絆があった。

そうこうしているうちに、病状は悪化し、解離性障害が顔を出すようになった。

この時は、生きているうちで一番激しい地獄を味わった。

ののしりあい、暴力、家出。

短期間に、ものすごい勢いで不満が噴出し、それは父にも浴びせられることになった。

仕事に疲れていた父は、家に帰っても落ち着ける場所を奪われ、絶望の淵にいたと思う。

徘徊する娘を迎えに、夜中の街を走り回ることもあった。

裸足で飛び出し、泣きじゃくる私を抱えて車に乗せて運んだり。

一時も気が休まらなかっただろう。

私はその後入院せざるを得なくなった。

解離の人格は、実は私の中の殺意を押さえつけてくれている人物だった。

よく、別人格に支配されるとか、もう一人の自分が、知らない間に悪さをしていたとかあるが、私の場合は全く逆で、本来の私が持っている両親への殺意をずっとセーブしてくれていたのだ。

まさか、両親に対するそのような恐ろしい感情を持っていたのが、本来の弱虫で寂しがり屋の私だったとは。

私は泣くしかなかった。

苦しかった。

弱さに負けそうになることが何度もあった。

私は罵声を浴びせたり、母に殴りかかったりしていた。

今度は父にもそうしていた。

父は、初めてもう一人の私を見て、自分が悪かったと思ったらしい。

ここまで放っておいたことを後悔し、それから、だんだんとサポートをしてくれるようになった。


そんななか、ぴたっと私の暴言、暴力、全てが止まった時があったという。

私はそれを機に退院することにした。

家に帰って、ある時、自分の頭の中でもう一人の自分と話をした。

もう一人の私は、私がちゃんと自分の方が殺意を持っていたのだと、よく認めたね。よく気づいたね。でも、もうそういう風に思わなくていいんだよ。

そんな風に諭してくれた。


私は数日間眠りに落ちて、一切目を覚まさないときがあったらしい。

その時、私が本当に死ぬのではないかと思ったと、あとで母に聞いた。

母は父とケンカをし、このままで本当にいいのか、激しく口論したそうだ。
そして、母は、私に言った。
「今あきらめたら、一生母親になれない」
数日が過ぎ、目を覚ました時。
私の解離性障害は統合されたようだった。
それが、二十三歳の頃。
そしてその冬に、私は発達障害だと診断を受けた。

診断を受けて、私は何もかもが解決したように感じた。
原因不明だった主張の正体が分かった。
これからは自由気ままに、自分の思い通りに生きていく。
家も出てやる。
そう思っていた。
が。
肝心なことに私は気づくことになる。

結局、私は家に残って両親の子どもをやり直すことにした。
なんだか、自分には欠けているものがある。
常々そう思ってきたが、それは、愛情を感じ取る力が欠けているのだった。
両親の愛情さえ感じ取れずに、他人と関係を築けるわけがない。
私はそう思った。

はじめは、両親を責めることしかできなかった。
どうして私を愛してくれなかったのか、と。
でも、発達障害があると知り、自分にも問題があったことを学んだ。
そして、話は最初に話した、両親の育ち方を振り返る、ということにたどり着いた。
私の両親も、特に父は、愛情をたっぷり注いでもらえずに大きくなっていた。
それは、負の連鎖だったのだ。

私は、苦しかった両親の気持ちを考えた。

自分はまだ親になっていないから、親としての気持ちが分からない。

でも、子どもの立場から、寂しかった気持ちは理解できた。

そして、自分の子どもがいながら、接し方が分からないという問題を抱えていた両親は辛かったに違いないと推測した。

私は両親を許すことにした。


まず、そこから始めた。

でも、どうして私ばかりがのみこまなければいけないのか、という不満が生まれた。

仕方なく、そのことをありのまま両親に話した。

二人とも泣いた。

父が泣くところを見たのは、祖父が死んだ時以来だった。

自分は知らなかった。

そういうところが欠けていたことに気づいていなかった。

ごめんね。

父は私に謝って、全てを認めた。

そうすると、スーッとなにかが消えていくのが分かった。

ああ、許せると思った。


許せるというところが、血を分けた親子だからなのだと思った。

それがすべてだ。

そして、それでいいと思った。

私は、負の連鎖を自分の代で止めたかった。

それは成功しそうだった。


私は子ども時代をやり直す期間、父や母に態度で甘えたし、実際、母にはおんぶしてもらって寝ることもあった。

身体と身体がくっつくと、温かく、リラックスできた。

父に身体をさすってもらったり、腕組みをしたり、スキンシップを取ってもらった。

これは効果てき面だった。

だんだん、気持ちという目に見えないものでも、思われているということがうっすらと分かるようになってきた。

成人してからやり直した子ども時代。

私は本当に子ども返りし、ディズニーのアニメしか見られない時期もあった。それがジブリアニメになり、学園物のドラマになり、学園から離れた普通の大人が出るドラマになり、と、順繰りに短期間で成長をやり直しているようだった。

そして、私は長崎の事件（編注：男子中学生による男児突き落とし殺害事件／二〇〇三年）をきっかけに本を書くことにしたのだが、家族のことを詳しく書いた本だったのに、出版社に送りたいという気持ちを一番後押ししてくれたのは父だった。

執筆が私の生きる力になっているということを誰よりも理解してくれていた。

私はその時ほど、父が私を愛してくれていると思ったことはない。

家族の愛情に支えられて、生まれた本が、『他の誰かになりたかった』だ。

今も家族は四人で一緒に暮らしている。

あれから十二年。

家族は穏やかな生活を送っている。

父と母はよく旅行に出かけるし、私は一人前に仕事ができるまでになった。

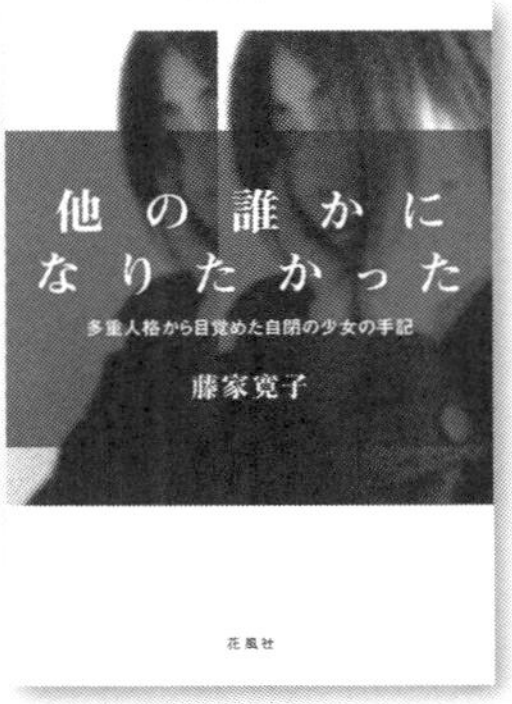

『他の誰かになりたかった』
藤家寛子＝著／花風社

親子関係をやり直している当初、私は自分を養女と思うことでバランスをとっていた。

そして、それは両親にも伝えていた。

両親は、私の思うようにしてごらんと反対しなかった。

新しい美容院に連れて行ってもらった時、母のことを伯母と紹介したこともある。

そうやって、徐々に両親との距離を縮めながら、いつの間にか、自分は養女、という設定を使わなくなっていた。

いつの間にか、お父さん、お母さんと呼べるようになっていた。

父も母も、前とは全く別人だ。

よく他人から、いいお父さんとお母さんだねと褒めてもらう。

前は作り物だったから、そんなことないと答えていたが、今はありがとうございますと言えるようになった。

それは私の本心だ。

父は前より親しみやすくなったし、母は頼れるようになった。

父とは一緒にライブに行ったりする。

前は、足程度にしか考えておらず、送迎役として利用することが多かった。

でも今は違う。

同じ場を共有することで楽しさを味わっている。

誰かと楽しみを分け合うのがこんなに心地よいものだと知らなかった。


自閉っ子だって、愛情は求めているだろう。

でも、何が愛情なのか、どうやって感じたらいいのかが分からないかもしれない。

それに、愛着障害を抱えている人もいるだろう。

私は先月、愛甲さんのセミナー（編注：「愛着障害は治りますか？」というセミナーを二〇一六年六月に開催）に参加して、自分には愛着障害はないと確信した。

もしかすると、他人からするとある方なのかもしれないが、少なくとも両親との間にあった愛着の問題は決着をつけた。

決着がついたのは、私の方に、この問題を絶対に解決したいという強い意志があったからだと思うし、自分の力で乗り越えなければならないという思いがあったからだろう。

愛着の問題は、解決することができる。

それは私が証明済みだ。

人は変われる。

そして、人を変えたいなら、まずは自分が変わることだ。

また、人間が育つときに、愛着形成の土台が出来上がる時期を、愛情深い祖父と過ごすことができていたことが大きいと思った。

その時期がなかったら、ここまで家族というものを取り戻せなかっただろう。

だから、子ども時代というものはとても大事だと思う。

今は虐待の問題なども多い。

いたるところで、負の連鎖が起こっている。

でも、それは止めることができるものだ。

私は人生の途中から両親ができたが、小さい頃にできた心の傷は癒えたし、満たされなかった心は遅まきながら埋められた。

今の私は、家族が一番大事に思う。

一昔前なら、グッチのバッグとか、プラダのパンプスの方が大事だっただろう。

でも、人の思いは十数万円では買えないほど貴重なものだし、もっと価値のあるものだ。
家族になりたい。
絆を取り戻したい。
そう思い家に残ったことは、正しかったと、今改めて思う。
そして、私の代から、今度は優しさと慈しみの連鎖を始めたい。

これを読むと、私に会う以前にも、藤家さんはところどころで信頼できる人に出会っているのがわかります。

まずおじいさま。おじいさまの存在はとても大きかったようで、生き生きとその愛情を語ります。あまりに生き生きと語るので実は四歳のとき亡くなったと聞いてびっくりしていたのですが、私が父を亡くした時に一番思い出したのが幼い頃遊んでもらったことであるように、本当に小さな頃、誰かとしっかりした関係の土台ができていたっていうのは大事なことなのですね。頭で覚えていなくても、身体化されている感じです。

そうしたおじいさまとの関係の土台があり、その後ご両親との不和があり、支援の先生方や私との出会いがあり、と愛着の変遷をたどってきた藤家さんですが、結局最終的には言葉で治していますね？　自分のその時々の問題を言語化してそれをクリアしていますよね？

言葉で治しています。さすがだと思います。そして信頼できる主治医の先生に出会えたこと、診断がついてからも信頼できる支援組織に出会えたことも大きかったですね。

藤家さんの場合は、しっかりと親に反抗できたこと、親が娘の反抗を命がけで受け止めようとしてくれたこと、発達障害の診断をもらったことで、赤ちゃん返りができて、生まれ直すことができました。

発達障害の診断が、退行を許したのですね。

はい。遅れを現実として認められたのです。

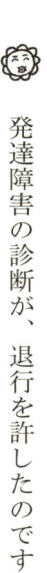

そしていったん退行を自分も周りも許したけど、そこには留まらなかった。

藤家さんの場合は、三、四歳の幼児が何でも自分でやると駄々をこねる第一次反抗期が十歳頃、思春期に親の価値観を全否定する第二次反抗期が二十代と遅かったわけですが、言葉（愛情深い雰囲気を伴った家族以外の他者の支えとあわせての）で愛着障害の治療ができました。

これが「他者との信頼関係を築く」ということなのですね。

親と愛着関係が十分育めなくても、いつでも退行してやり直せる。ましてやそこに信頼できる他者ができることにより、親との関係もやり直せる。そして愛甲さんのようなお仕事の方は、その他者になろうと研鑽を積んでいらっしゃるのですね。

そういうことです。

愛着障害を治す芋づるの端っこ⑥

フラッシュバックの改善

フラッシュバックのない状態、ということで私たち一般人がしがちな誤解は「フラッシュバックがない＝悪い記憶をなくす」と思い込んでしまうことなのですね。でも、嫌なことを忘れるのではないのですよね。

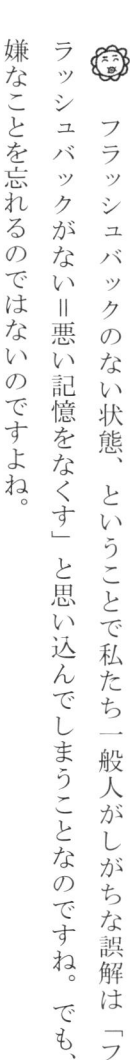

そうです。

いつでも好きな時に記憶を取り出せて、その記憶に揺さぶられない状態。それがフラッシュバックがない状態なのですよね。

自閉圏の方には、いやな記憶を思い出させないような支援も盛んです。一方でそれだけではいざ記憶がよみがえったとき揺さぶられてしまうんだけど、「思い出しても揺さぶられない」状態が「フラッシュバックが解消された状態」なんですよね。

藤家さんももともと、フラッシュバックの強い人だったのですがそれも治ったようです。この手記を読むと、フラッシュバックも言葉で治したみたいですよね。

こうやって認知的・言語的にフラッシュバックを解消する方法にどのようなものがありますか。

漢方薬の神田橋処方も、採り入れられているお医者さんは多いようですね。そしてもちろん、金魚体操のような背骨を弛める運動もフラッシュバック解消にはいいですね。

発達障害の人の身体を見ていると、身体を弛めたり引き締めたりが自在にできなくて、ずっと力が入りっぱなしみたいな感じがします。でも背骨や首に力を入れたり抜いたりの調節ができるようになると、記憶の出し入れもより簡単になるような、そんなイメージがあります。

愛着障害を治す芋づるの端っこ⑦

過緊張の軽減

この「過緊張の軽減」も⑥と同じような感じですかね。

「過緊張の軽減」については、恐怖麻痺反射の統合が役に立つと思います。

ああそうか、何か危機が来るときの身構え、準備状態を解けばいいんですものね。

そうです。『人間脳を育てる』の中で灰谷孝さんも統合の仕方を提言されていますし、この本で触れてきたように背面を弛めたりする運動を採り入れるといいですね。

愛着障害を治す芋づるの端っこ⑧

身体がラクになる

そうやって過緊張がとれると、自然治癒力が生まれてきます。そうするとムリをしなくてもすむようになるので、身体はラクになります。

なるほど。身体がラクになることの第一的な意義は、それにより「自然治癒力」「発達の余力」が生まれることであり、愛着関係の発達にもそれは及ぶわけですね。

そういうことです。

愛着障害を治す芋づるの端っこ⑨

気持ちがラクになる

身体と心はつながっているので、身体がラクになると気持ちもラクになります。

そうなると思考にも余裕ができますね。反射的に人を恨んだり、うらやんだりがなくなりそうです。

プラス思考はリラックスした状態で生まれてくるものです。人を恨んだり、うらやんだりするのはマイナス思考なので、気持ちがラクになることでマイナス思考からプラス思考に変わり心身ともに健康体になっていきます。

愛着障害を治す芋づるの端っこ⑩

選んで決められるようになる

自分の快不快をわかるように心がけるうちに、主体性が育まれてきます。

他の人の価値観ではなく、自分にとって何が快不快か、を追求していくとそれができるようになるのですね。

はい。物事を自分で選んで決められるようになります。自分の価値観で生きられるようになります。そうすると愛着の問題は消えていきます。

親とか誰か他者の顔色を伺うのではなく、自分で生き方を選べるようになるのですね。

はい。そして主体性が出てくれば、何かいやなことがあっても他人のせいにしなくなります。だから、解決の道筋ができてきます。

なるほど、それは気づきませんでしたがそうですね。
主体性がある人は、他人のせいにしないのですね。他人のせいにする人としない人が世

の中にはいますが、他人のせいにしない、という人たちは主体性があるのですね。

そういうことです。自分で自分の人生を引き受ける覚悟は主体性から生まれます。主体性のある人は、起きてくることを人のせいにしません。

人のせいにすること自体が、「症状」だということなのですね。それが、愛着の未形成から生じているということだったのですね。

愛着障害を治す芋づるの端っこ⑪

「ノー」が言えるようになる

見捨てられ不安がなくなると、ノーが言えるようになりますね。

愛着障害のことをお勉強し始めてから気づいたのですが、大人になっても、それこそ四十代五十代になっても、親の呪縛に縛られている人はいますね。親の描くいい子像に沿えなかった自分に苦しんだり、無理に沿って苦しんだり。私は明白な虐待例より、こういう人たちの方が被害が大きいのではないかと見ていて思います。

そうですね。ノーが言えるようになることは、大人になるうえでとても大事なことだと思います。

愛着障害を治す芋づるの端っこ⑫

適度に甘えられるようになる・しがみつきから解放される

赤ちゃんは養育者にしがみつくことで命を維持し成長していきます。このしがみつく力が弱いと愛着形成がうまくいきません。

なるほど。

愛着障害の人には赤ちゃん時代に果たせなかった養育者へのしがみつきがそのまま残っていることから、大人になってからも無意識のうちに相手にしがみつく傾向があります。

あああ、ありますね。誰彼構わずしがみつく人も多いですね。そして周囲に信頼できる人がいないのかもしれませんが、そのしがみつきの対象を間違えて不適切な相手にしがみついている場合、世の中で疎んじられはねつけられることもありそうです。

相手を信頼できるようになって言葉で相談できるようになると、しがみつきが意識化されるようになります。

しがみつきや症状や行動化は自己中心的な自己治療ですが、相談は相手と共有できる言葉でのコミュニケーションなので、無意識の闇が意識の光に照らされるようになって、しがみつきや症状や行動化がなくなっていきます。その結果、相手とほどよい距離がとれるようになって、ほどよく甘えられるようになるわけです。ほどよく甘えることは、大事なのです。

甘えるにしても、信頼できる相手に甘えてほしいと思います。

しがみつきは、愛着の形成には必要なのです。でも自己中心的であってはいけないのですね。

愛着障害を治す芋づるの端っこ⑬

文字・数字支配からの脱却↓座禅、森林浴、海水浴、音楽三昧、旅など

これはよくわかります。これまで愛着形成の治療というと、認知的なものが重視されてきましたが、愛着形成は身体のレベルで成されていることなので、文字・数字支配か

ら脱却した時間が必要だし、健康な大人は自然にそういうことを生活に取り入れていると思います。

頭でっかちから解放される時間が必要なのですね。「懐かしさ」を感じる時間と言ってもいいでしょうか。

「懐かしさ」は五感の全てで構成されているとき、最も重量感があると神田橋先生は言われています。私は千葉県で生まれ育ちましたが、幼い頃よく家族でわらび採りにでかけました。その時の森の香りや清涼感、笑い声、母が作ってくれたわらびの味噌汁の味と香りが今でも懐かしく思い出されます。だから森林浴などが、私の場合には癒しとなります。

森林浴、よく好きな人いますし、私も誘われて行ってみたら気持ちいいなあと思うのですが、私の場合は森林浴には「懐かしさ」をさほど感じないんですね。

むしろ私が懐かしさを感じるのは海なのです。

それは、体験世界が一人ひとり違うからです。「懐かしさ」を想起する体験は一人ひとり違いますよね。誰にでも当てはまる治療法よりも、一人ひとりの主観を重視した治療法の方が効果があるわけがそこにあります。治る糸口は、それぞれ違うのです。

そしてそれは、幼い頃の経験がヒントになるというわけですね。

このマンガ（179〜180ページ）は私の体験世界です。父との思い出の場面です。画家さんが気を利かせて江の島を描いてくれました。まさに父と私の地元で、今も父はそのすぐ近くに眠っています。江の島が描いてあったから、よけいに懐かしさがこみ上げました。

そして、この絵では幼い浅見さんがお父さまにおんぶされていますね。先ほど藤家さんの手記でも大人になってお母さまにおんぶしてもらった話が出てきましたが、おんぶと抱っこでは違うのです。

そうなのですか？

はい。おんぶは親子が同じ方向を見ています。これは、親子がまだ分離していない時期の象徴です。そして抱っこは親子が向かい合っていますね。今はすぐ抱っこひもになってしまいますが、おんぶから抱っこへの移行は意味があったことなのです。

なるほど。

だから大人の人にも、愛着形成におんぶを勧めることがあるのですよ。

そうなのですか。

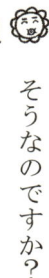

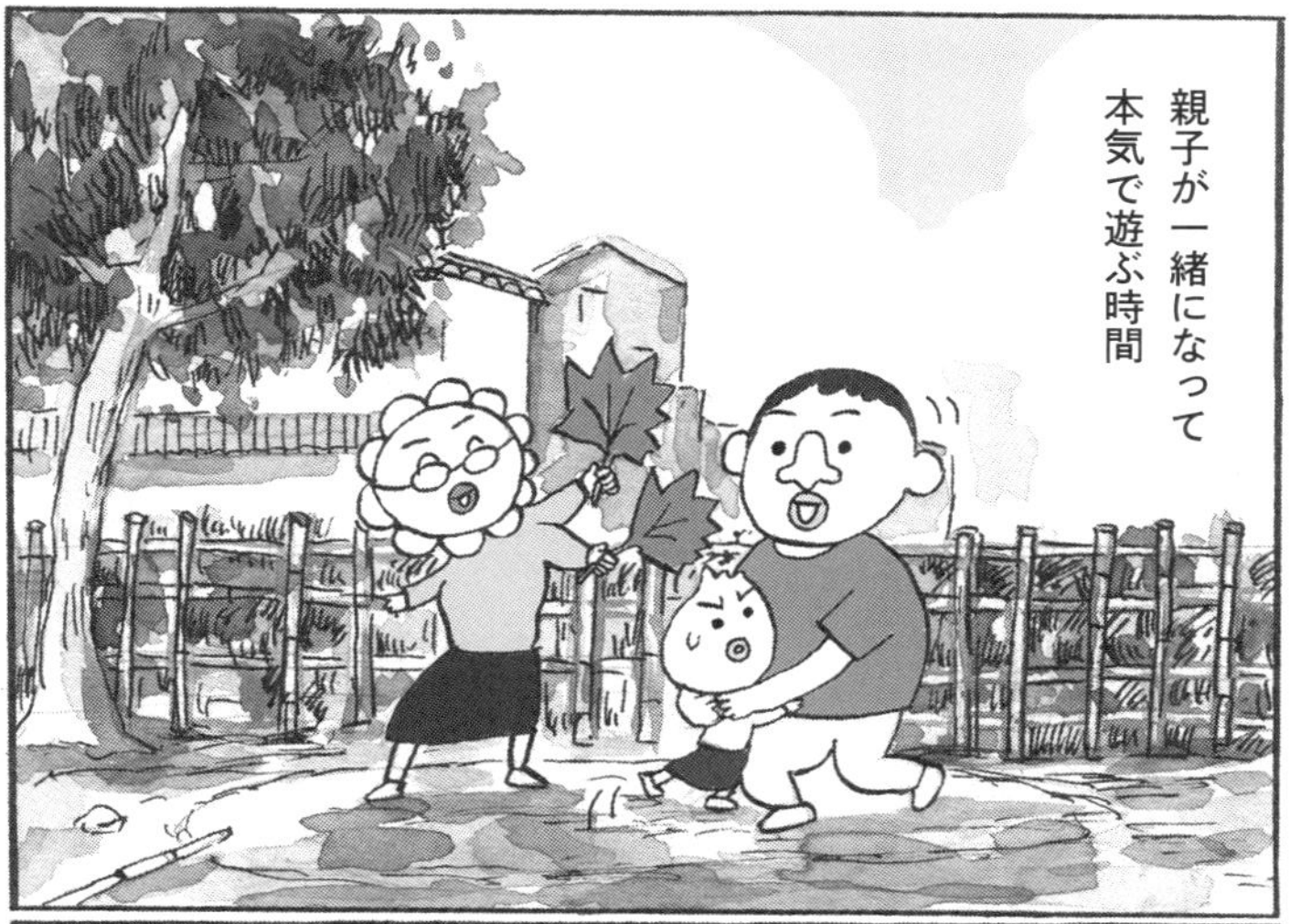
親子が一緒になって
本気で遊ぶ時間

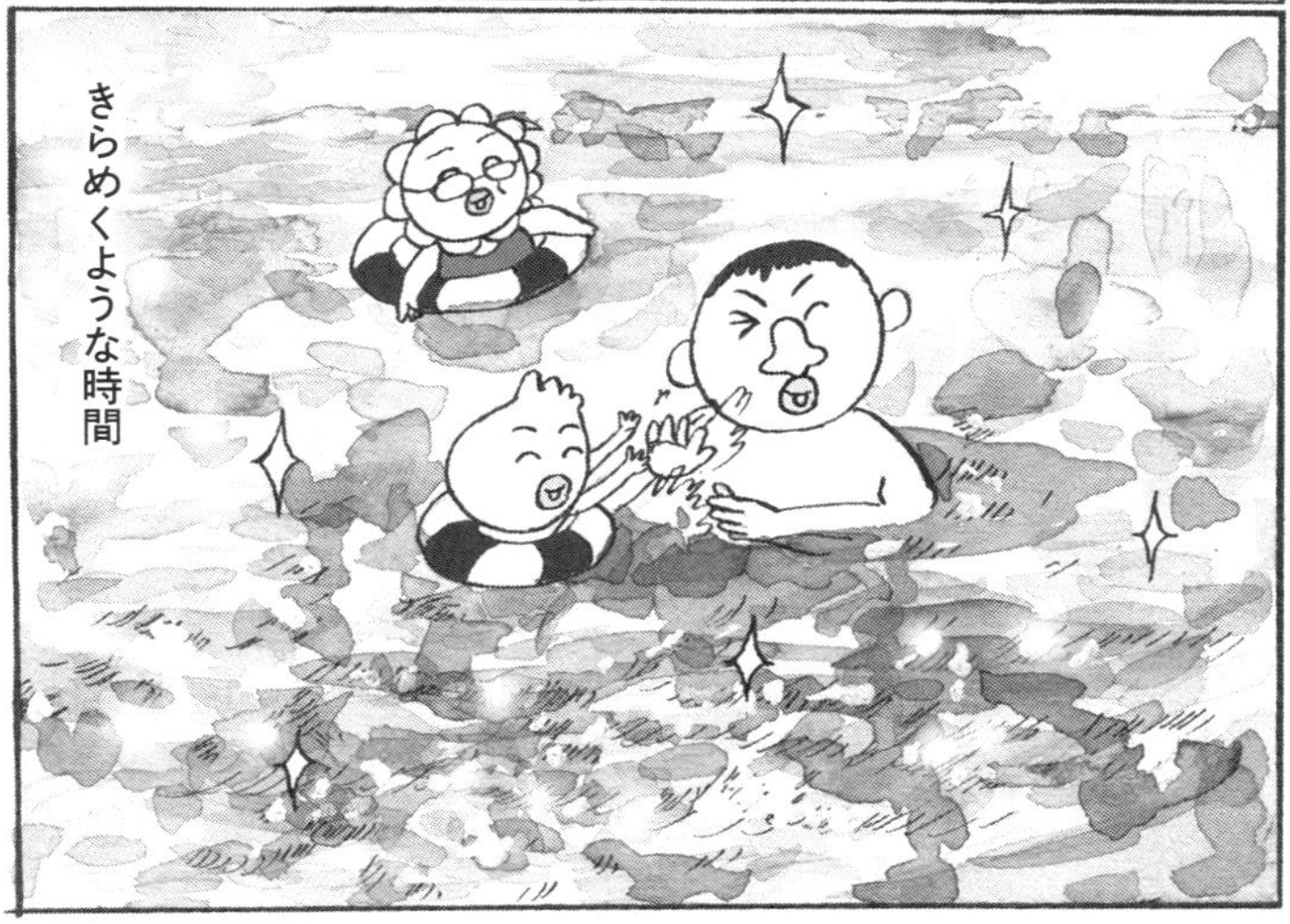
きらめくような時間

＊『人間脳を育てる』灰谷孝＝著より（次ページも同）

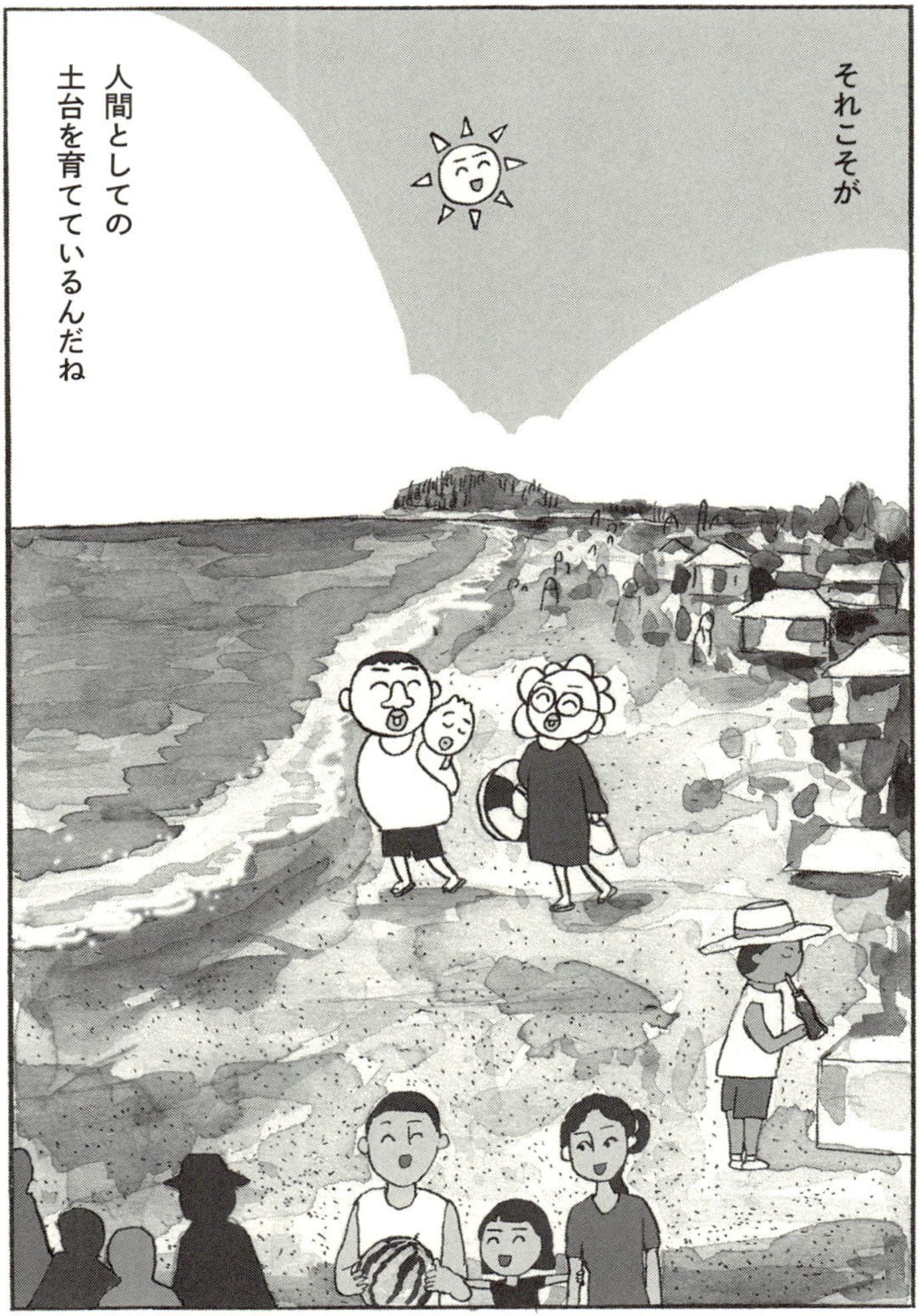
それこそが
人間としての
土台を育てているんだね

愛着障害を治す芋づるの端っこ⑭

想像力（相手の気持ちの理解）の育成

神田橋先生の胎児性の愛着障害治療はイメージで治す治療方法です。胎児性トラウマの治療にはイメージ療法が有効というか、これしかないとも言えるわけです。言葉がまだない胎児には言葉が届きません。胎児だった自分が自分のおなかの中にいるとイメージして慈愛の念をもって応答し合うことで胎児性の愛着障害が治っていきます。愛着障害を治していくためには、言葉と想像力の両方の育成が必要なのです。想像力というのはイメージする力のことで、相手の身になって考える力でもあります。

愛着障害を治す芋づるの端っこ⑮

援助者側の愛着障害の自覚

これは、どういうことでしょうか？　なんとなく、大事なことのにおいがしますが。

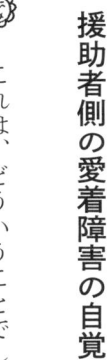

援助者側が、自分の愛着障害を自覚しておくことはとても大事です。

人を助ける仕事を選ぶということは、それ自体愛着障害の現れでもあると聞いたことがあります。自分にある欠損感を、誰かを助けることによって埋めようという無意識のもがきが、援助職を選ばせることもあるのでしょう。

なるほど。そしておそらく、そういう欠損がある人じゃないと人を助けることはできないのでしょうね。

それは、そうとも言えるかもしれないし、そうとも言えないかもしれません。

援助者自身が自分の欠損を自覚した上で乗り越えていかないと、無意識のうちに、いつまでも相手に頼ってほしくてしがみついてしまうといったことが起こります。例えば相手が自分から自立していこうとする時に、それを阻止して囲い込んだりしてしまうこともあります。

つまり、完全に治さずにいつまでも頼ってほしいと思ってしまうわけですね。

そうなのです。

それでは援助者自身の自己治療にはなっても、当事者の社会的な自立にはつながりませんね。そして、援助者は社会から期待された役割を果たしていない。

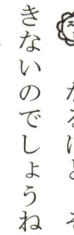

 そうなのです。だからこそ、援助者は自分の愛着障害を自覚して乗り越えていかなくてはなりません。

 愛甲さんが身体アプローチなどの手段を使って自分の基底欠損を埋め合わせしようとしたのは、人を助ける仕事についている社会人としての責任感からでもあったのですね。

 そうですと言いたいところですが、私が自分の基底欠損に気づいたのはそれほど昔のことではないのです。私の場合は基底欠損を埋めるためにヨガにのめり込んだり、哲学に打ち込んだりしていた時期もありました。幸いなことに神田橋先生や村瀬先生といった優れたお師匠さんたちと出会って一生懸命に仕事を続けていたらいつの間にか愛着障害が治っていたと言った方がよいかもしれません。

大人の愛着障害を治すのが難しいのは、客観（文字や数字）に支配されて生きてきている人が多いことがまずひとつあげられます。

自然科学が重要視している数に代表される客観が実は一人ひとりの主観の集まりでできていることを知らないと、客観だけが正しくて主観を尊重することは無意味であると勘違いしてしまうことになります。主観が切り捨てられて客観だけを積み重ねていくと、個々人が持っている思い出や生きがいなどの主観（身体感覚や体験記憶など）がないがしろにされて、鎧兜に守られた軟弱な客観的人間ができあがっていくことになります。

けれども大人の愛着障害が治っていくためには、懐かしさやワクワク感やあたたかな思い出などの主観が重要な鍵を握ることになります。

人間が一人ひとり異なる実存であるということは、主観が各々違っていることを意味しています。

愛着形成不全を改善させるためには、懐かしい雰囲気やワクワクした思い出など一人ひとりの主観によって客観を打破していく道程がとても大切な意味を持つことになります。

名作には私たちを感動させる力があります。文字文化に生きる私たちが、文字言語によって感動させられるわけです。ここにひとつ言葉によって愛着障害が治るヒントが隠されていると思います。

名作を読むことによって、イメージや雰囲気といった感性を揺り動かされる体験が期待できることが大きいですね。

なるほど。

たしかに名作は心を震わせます。その事実の中に、「言葉によって愛着障害が治っていく」確かな証拠があるわけですね。

現代ではなぜ愛着障害が問題となるのか？

愛甲さん、大人が愛着障害を治すことの重要性とその方法は教えていただきました。大人が愛着障害を治すと、次世代への連鎖を断ち切れるだけではなく、基底に不安感を抱えている人が減って、回り回って社会がより良い場所になる。

そしてその際に問題となる愛着障害は「虐待体験」というような激しいものよりもむしろ「誰かの顔色を伺った生き方しかできない」ところにあるように思えます。

そうですね。

パーソナリティの語源はペルソナ（仮面）だと言われています。パーソナリティの障害を治すためには、仮面や鎧兜を脱ぎ捨てても生きていけるような力を育んでいくことが大切です。そのためには愛着の発達段階を己の力でたどりなおす修行を続けていく覚悟を持つことが大事です。

ただし、「相手の顔色をうかがう生き方」は、一世代前では「正しい」とされてきました。

ああ、たしかにそうかもしれません。でもこれからは、賢い生き方ではないですよね。その事実に、多くの人が気づいていないと思うのですが。

多くの人がそれに気づいていないのは、歴史をたどると、当然かもしれません。それくらい、「愛着障害で当たり前」だった時代が続きました。

そうですね。

けれども時代は変わり、今は主体性を発揮しなければ生き抜けない時代になってきました。だからこそ愛着障害を治すことが大事になっています。

今の時代だからこそ、愛着障害を治さなければいけないということですか？

はい。それがなぜなのか、最後にそれに触れておきましょう。

第四部

なぜ愛着障害を治すべきか

――これからの時代を生きるために

「愛着障害が当たり前だった時代」の終わり

さて愛甲さん、第三部の終わりで

「愛着障害で当たり前」だった時代が続きました。

とおっしゃっていましたが、私もずっとそうじゃないかなあ、と考えてきたのです。明治維新からまだ、一世紀半です。その間に世の中が変わり、人々の関係性も家族の在り方も様変わりしました。子ども虐待は英語でchild abuseと言いますよね。これを「子ども虐待」と訳しているわけですが、abuseには元来「濫用・悪用」という意味があり、薬物依存はdrug abuseですよね。私は最近、虐待がchild abuse、すなわち「子どもの濫用」であることがようやく腑に落ちるようになったんですけど……。

虐待は子どもの濫用、すなわち子どもに子どもでいさせないこと、あるいは子ども

を誤ったやり方で使用することですね。たとえば性虐待は、本来性の対象ではない子どもを性の対象として使用するということで子どもの濫用です。

はい。でもそう考えるのなら、ひと昔前まで、子どもは親の所有物でした。親が借金のかたに娘を売っても公的にとがめられることはありませんでした。口減らしに奉公に出すのも。奉公先でも米一俵とかと引き換えに、好きなように使役することが許されていましたよね。

それは悲しい出来事だったかもしれませんが、少なくとも家族が生きていく手段として認められていた。そのうちの子どもである以上、身売りで家族を助けるということが普通にあったわけです。

人権意識が高まり、人身売買や児童労働などを規制する法律ができてようやく「やってはいけないこと」とみなされてきたのではないでしょうか。

そうですね。家の存続が一番で、そのためには個々の選択肢など許されていなかったと思います。

そうなのです。どうも、これまでの歴史の中で、「家」というものを存続させるために個人の選択肢がとても制限されていたような印象を受けるのです。そしておそらく、そこからさまざまな病みが生まれていたと思うのです。

そして今はそんなことしないでいい時代になって、自分で自分の道を切り開いていけばいい時代なのになお、

・自分の考えをはっきり持とうとしない。
・他人にどう思われているかを気にする。
・他人の指図に心ならずもしたがって病んでいく。
・自分が好きなものをはっきり好きと言えない。
・（何か軋轢を怖れて）自分の中にある信念を実現しようとしない。

人がとても多くて、正直うんざりしているのです。

そして今回愛甲さんに愛着障害のことを教えていただいて、どうも口では文句を言いつつもこの人たちは「自分をはっきりさせない生き方」を「戦略として」「選んできた」のかな、という気がしたのです。

土居健郎が『甘えの構造』（弘文堂）のなかで日本文化が甘えの文化であることを指

摘しています。大家族制度のもと、人々は家を存続させることを第一に考えて生きてきました。家族は家長の命にしたがって家のために働きました。女性には子どもを生むことで家を存続させていく役割が与えられていました。大家族のなかに産み落とされた子どもたちは、女の子であれば他家に嫁ぐことを、男の子であれば家を絶やさないことを価値観の最上位に置いて成長していきました。

女性は大家族制度の下、従順であるよう求められていました。幼い時は親に従い、嫁いでからは夫に従い、年老いてからは子どもに従うのが美徳であると言われていました。先祖代々続いてきた家が母親的役割を担っていたことから、人々は主体性を獲得しなくても生きていけたわけです。農業や林業や水産業などの第一次産業がメインだったこともあって、子どもたちは親の働く姿を見ながら成長し、早くから産業の担い手になっていきました。

戦後終身雇用が当たり前だった時代、人々は雇用主の命にしたがって働いていれば退職するまで身の安全が保証されていました。上司の言う通りに仕事をしていればよかったわけです。

当時の日本社会全体が母親的役割を担っていたので、人々は「よい子」でいることを大切にしていました。

ああそうか。「よい子」でいることは賢明なサバイバル方法だったわけですね。そして今、世の中が変わって「よい子」でいることが必ずしも戦略上必要でなくなっても、その体質を引きずっている人たちが苦しんでいるのですね。

そうです。

終身雇用制度が崩れ、弱肉強食の世の中になった今でも甘えの文化は健在です。

しかしながら男女同権が謳われ、女性にも子どもにも高齢者にも障害者にも人権が認められるようになった今は、「よい子」よりも自分で選んで決められる「主体的な人」を社会は必要とするようになりました。お見合い結婚が少なくなり、恋愛結婚が増え、主体的にかかわりを持つことが苦手な人にはパートナーを見つけることさえ難しい時代になりました。

私たちはこれまでのように甘えを享受し続けることが難しくなったとも言えます。

かつての大家族制度の下では愛着障害の有無はそれほど大きな問題ではありませんでした。というよりも主体性を獲得する必要がなかったので愛着障害があった方が生きやすかったとも言えるわけです。

自己主張せずに周囲の人たちと意見を同じくして毎日を送る方が普通だったとも言えます。

エリクソンという心理学者は青年期の発達課題にアイデンティティー（自己同一性）の獲得をあげています。アイデンティティーの獲得とは、自分の内側に羅針盤を持つことであって、主体性の獲得とも言い換えることができます。周囲と協調しつつ自分らしく生きていく能力の獲得であるとも言えます。

一方で実は人間にとっての「甘え」はとても大切な生きる力です。困った時に相談にのってもらうことは主体的に生きる上でなくてはならない支えとなります。私たちは信頼し合い支え合うことで生きているのです。

それでは現在では「主体性」と「甘え」が両方ないと生きづらい、と愛甲さんはお考えなのですか？

そうです。近年「主体性」ばかりが強調されているようにも感じますが、人を信頼することで生まれるほどよい「甘え」も実はとても大切な生きる力なのです。「甘え」がないと社会生活を送るうえでギクシャクしてしまいますし、人を頼れず絆が作れないことから自分勝手に事を運んで周囲から疎んじられたり迷惑がられたりすることにもなりかねませんか。「主体性」と「甘え」は車の両輪のようなもので、社会生活を豊かに送るためにも両方が必要と言えます。

愛着障害のある人が、「見捨てられ不安」から「主体性」を育むことが苦手なのは見てきました。では「甘え」はどうでしょうか。愛着障害があることが、上手に甘えることを邪魔しているのではないでしょうか？

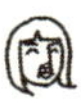
愛着形成不全があると「甘え」だけが暴走して対象へのしがみつきがおこります。信頼という絆がないのでひとりぼっちの「甘え」が不特定多数の対象（人や物など）にしがみついてシャンパンタワーを満たそうとあがくことになるからです。これが「厄介な症例」でもあるわけです。

なるほど。私たちがこれまで、発達障害のある人たちの中に感じてきた「どことなく付き合いづらい感じ」は、少なくとも私の場合、いきなりしがみつかれることへのうっとうしさでもありました（参考図書『自閉症者の犯罪を防ぐための提言』浅見淳子＝著／花風社）。そしてそれは、愛着障害の産物でもあったわけですね。周囲に上手に甘えられなかった人たちの見せる「症状」なのですね。

つまり、そういう現象もなくしていくことができるかもしれませんね。関係発達の段階に応じて退行を許し、退行と再生を往来する能力を獲得することによって、「対象へのしがみつき」もなくなっていくかもしれませんね。そうすると、発達障害・愛着障害のある人と社会とのかかわりは今よりもっとスムーズに、ストレスのないものになるでしょう。お互いにとって。

愛着障害が治った方がよい主な理由は、「甘え」＋信頼という絆があるかないかで対人関係の質が大きく変わってくるからです。

長沼先生が『活かそう！　発達障害脳』の中に書いていらっしゃるように、いつまでも障害や欠陥や症状などのぬるま湯に浸かっていては、その人らしい人生を歩んでいくことが難しくなります。

他人のせいにしたり環境のせいにしたり社会のせいにしたりして恨みや妬みが心の中心を占めていると自分もまわりも幸せにはなれません。

愛着障害を抱えている人のなかには、どうにかラクになりたいともがき苦しんでいる方が多いわけですが、子育てのように子どもの命を守り育てる仕事は、愛着障害を治すうえでよい機会になります。子育てには親が子どもと共に育っていくチャンスが山ほどあるからです。

子どもを愛し尊重することで親子の絆ができあがっていきます。「見捨てられ不安」を長いこと抱えてきた人であっても子どもからは見捨てられることがまずないので、しがみつきから解放されることになります。

なるほど！

そして、子どもが順調に育っていけばいくほど、ある時期がくれば親からスムーズに自立していきます。

子どもが自立しようとするときに親側の見捨てられ不安が再燃しないよう、親には己の愛着形成不全に気づいて改善する努力が求められます。

そうでないと子どもがいつまでも親から自立できなかったり、子どもが自立した後に親自身が空の巣症候群に苦しんだりして苦労することになります。

空の巣症候群にならないだけの主体性が求められますね。保護者にも、そして支援者にも。

授かりもの

歴史を通じて人間を家畜のように見なす人権侵害が行われてきました。奴隷制度がいい例だと思います。そして考えてみれば、奴隷の人たちにとって主体性はいりませんでしたよね。というか、あったら邪魔でしたよね。毎日毎日やることを決められている生活なのだから。

そうなのです。でもこれからはそういう生き方はできません。許されませんしできません。

人権侵害を受けて当たり前、の時代には「誰かの顔色を伺い、自分らしさを殺す」のは悲しいけど有効なサバイバルスキルでした。けれども今はもう、それが通じません。そのことに気づいていない人が多いのかもしれません。

　子どもの世代もそうでしょうし、親の世代もまだ、前時代を引きずっていると、子どもをペット化しようとして、時代遅れの感性で時代についていけない子どもを育ててしまいますね。

現代になって、家畜のように人を扱う場面はぐっと減っても、今度は親による「ペット化」に大人になっても悩まされ、精神を病んでいる人も多いでしょう。「こうなってほしい」という親の願望が狭すぎたり、強すぎたり、あるいは子ども側が真に受け過ぎた人たち。豊かなおうちや豊かな時代など、豊かさから生まれる愛着障害もありそうですね。

現代は青年期が伸びています。大人になりきれないまま親になる人も多いのです。だから大人になりきれない人が親になると、子どもをペット化してしまうことがあります。だから愛着障害は確実に増えていきます。こういう時代だからこそ、親になったら子どもはペットではないと自らに言い聞かせた方がいいかもしれません。子どもはペットではなく、「授かりもの」ですから。

ああ、本当にそのとおりですね。

子どもは授かりもの。

そして考えてみれば、自分自身の命も授かりものですね。

自分自身の資質、自分らしさもまた、授かりものです。

だからこそ、自分ひとりのものではありません。

子どものときには誰かの庇護のもとで育ち、大人になったら今度は自分が受けて土台で血肉となっている愛情を次世代や社会に還元できる。そういう循環がひとつでも多く生まれるといいですね。

そのために一人ひとりが愛着の問題を乗り越えて、自分らしさを授かりものとして、大切に大切に磨いていけるといいなと思います。

そのためにこの本をお役立ていただけたらとても嬉しいです。

あとがき

私には長いこと愛着障害がありました。

得体の知れない自己不全感が常にありましたが、それが胎児性の愛着障害からきていることを知ったのは神田橋先生から胎児性トラウマの治療方法を教わってから後のことでした。

私の両親は佐賀県有田町で生まれ育ちました。二人は結婚後、佐賀県から千葉県に移り住んで、父は公務員を、師範学校出の母は教員を定年までやっていました。

知り合いが誰もいない方言の通じない見知らぬ土地に移り住んだことから、私がおなかのなかにいた時の母の子宮環境は悪かったはずです。そのせいで私が胎児性のトラウマを抱えるようになったのかどうかはわかりませんが、生活環境の変化が両親の大きなストレスになっていたことは確かだろうと思います。

哲学は「疑う」ことであり、宗教は「信じる」ことであると神田橋先生は言われます。人には「時所位」が大切だと村瀬嘉代子先生は言われます。

私は長いこと人の指示に「従う」人生を歩いてきました。両親から女性は生涯「よい子」でいることが美徳であると叩き込まれたことが大きく影響していたのかもしれません。村瀬先生が言われる「時所位」とは、時や場所柄や立ち位置を踏まえて柔軟に対応していくことなので、主体性が獲得できていない者に「時所位」を実践することは不可能です。私は長いこと主体性のないまま生きてきました。

幸いにも心理士という職を得たことで、一対一の信頼関係づくりが天職となりました。人を信じることとしか知らなかった私が哲学と出会い、物事を「疑う」ことを学び、宗教と哲学とが私の内側で折り合っていきました。

夫の死、父の死、祖父母の死を経験し、肉親から愛されて育ってきたことを自覚するようになりました。

先日、長崎でニキ・リンコさんと藤家寛子さんと浅見淳子さんの講演会がありました。そこで思ったのは、発達障害も愛着障害も治療方法さえ間違えなければ確実に治っていくということでした。

私自身、神田橋先生の見立てでは、発達障害と愛着障害の両方があったわけですが、発達障害特性はまだあるものの愛着障害は治っています。

今を幸せに生きる。これは誰もが持っている大切な権利です。

発達障害も愛着障害も障害という名前がついていますが、実は障害ではありません。両方ともがスペクトラムであり、発達の欠けであって、治るものなのです。

本書を読んで実践していただくことで、多くの人たちに幸せになっていただきたい。

それが私の願いです。

愛甲修子

こういう本を読んできました

『治療のための精神分析ノート』
●神田橋條治＝著　●創元社

『発達障害は治りますか？』
●神田橋條治ほか＝著　●花風社

『精神科養生のコツ』
●神田橋條治＝著　●岩崎学術出版社

『発想の航跡』〈神田橋條治著作集〉
●岩崎学術出版社

『母と子の絆――その出発点をさぐる』
●宮本健作＝著　●中公新書

『生命の不思議』
●柳澤桂子＝著　●集英社文庫

『母と子のアタッチメント――心の安全基地』
●J・ボウルビィ＝著　●二木武＝監訳　●医歯薬出版

『0歳児がことばを獲得するとき――行動学からのアプローチ』
●正高信男＝著　●中公新書

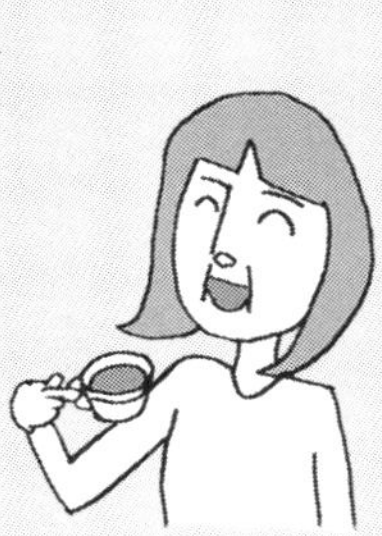

『子どもはことばをからだで覚える――メロディから意味の世界へ』

●正高信男＝著　●中公新書

『幼児期――子どもは世界をどうつかむか』

●岡本夏木＝著　●岩波新書

『子どもの心的発達』〈メラニークライン著作集1〉

●西園昌久＋牛島定信ほか＝監修　●誠信書房

『そだちの臨床――発達精神病理学の新地平』

●杉山登志郎＝著　●日本評論社

『依存と虐待』

●斉藤学＝著　●日本評論社

『愛情剥奪と非行』〈ウィニコット著作集2〉

●D・W・ウィニコットほか＝編集　●西村良二監＝訳

●岩崎学術出版社

『親――乳幼児心理療法』

●D・N・スターン＝著　●馬場禮子＋青木紀久代＝訳

●岩崎学術出版

『境界例』

●河合隼雄＋成田善弘＝著　●日本評論社

『青年の心理』

●E・シュプランガー＝著　●原田茂＝訳　●協同出版

『甘えの構造』

●土居健郎＝著　●弘文堂

『愛着理論と精神分析』
●P・フォナギー＝著　●遠藤利彦＋北山修＝訳　●誠信書房

『人格心理学』上・下
●G・W・オルポート＝著　●今田恵＝監訳　●誠信書房

『人間関係の病理学』
●F・ライヒマン＝著　●早坂泰次郎＝訳　●誠信書房

『関係としての自己』
●木村敏＝著　●みすず書房

『心的外傷と回復』
●J・L・ハーマン＝著　●中井久夫＝訳　●みすず書房

『生きがいについて』
●神谷美恵子＝著　●みすず書房

『社会的ひきこもり――終わらない思春期』
●斉藤環＝著　●PHP新書

『生涯発達の心理学』
●高橋恵子＋波多野誼余夫＝著　●岩波新書

『ライフサイクル、その完結』
●E・H・エリクソン＋J・M・エリクソン＝著　●村瀬孝雄＋近藤邦夫＝訳　●みすず書房

『統合失調症をたどる』
●中井久夫＝監修　●ラグーナ出版

『マンガで学ぶフォーカシング入門――からだをとおして自分の気持ちに気づく方法』

●村山正治＝監修　●福盛英明＋森川友子＝編著　●誠信書房

『臨床心理学と〈生きる〉ということ』

●村瀬孝雄＋村瀬嘉代子＝著　●日本評論社

『もっと笑顔が見たいから――発達デコボコな子どものための感覚運動アプローチ』

●岩永竜一郎＝著　●花風社

『脳みそラクラクセラピー――発達凸凹の人の資質を見つけ開花させる』

●愛甲修子＝著　●花風社

『芋づる式に治そう！――発達凸凹の人が今日からできること』

●栗本啓司＋浅見淳子＝著　●花風社

『人間脳を育てる――動きの発達&原始反射の成長』

●灰谷孝＝著　●花風社

著者紹介

愛甲修子（あいこう・しゅうこ）

臨床心理士・言語聴覚士
千葉県生まれ。千葉大学大学院教育学研究科修士課程修了。精神科医の神田橋條治氏と日本臨床心理士会会長の村瀬嘉代子氏に師事。

淑徳大学兼任講師、日本児童青年精神医学会・日本心理臨床学会、日本臨床心理士会会員。

大学生の時に米国ノースカロライナ州に短期留学し、そこで出会った異文化の人たちと語り合う中で多くの気づきをもらう。

発達障害当事者の不思議な身体感覚が愛着障害の原因ともなっていること、愛着障害と発達障害は異なるスペクトラムであること、そして愛着障害も発達障害もスペクトラムなので障害ではないこと、そのためどちらも発達し治っていくことを実践し実証している。

著書に『脳みそラクラクセラピー』（花風社）、『アニメに学ぶ心理学――「千と千尋の神隠し」を読む』（言視舎）があり、共著に『発達障害は治りますか？』（花風社）、『村瀬嘉代子のスーパービジョン』（金剛出版）、『心に沁みる心理学』（川島書店）などがある。

浅見淳子（あさみ・じゅんこ）

編集者。（株）花風社代表取締役。

愛《あい》着《ちゃく》障《しょう》害《がい》は治《なお》りますか？
自《じ》分《ぶん》らしさの発《はっ》達《たつ》を促《うなが》す

2016 年 11 月 25 日　第一刷発行
2021 年　2 月 23 日　第五刷発行

著者　愛甲修子

イラスト　小暮満寿雄
デザイン　土屋 光
発行人　浅見淳子
発行所　株式会社花風社
〒 151-0053 東京都渋谷区代々木 2-18-5-4F
Tel：03-5352-0250　Fax：03-5352-0251
Email：mail@kafusha.com　URL：http://www.kafusha.com

印刷・製本　中央精版印刷株式会社

ISBN978-4-907725-98-3